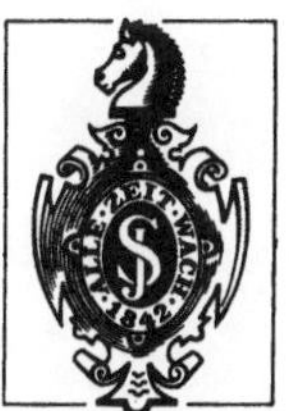

Hans Joachim Mallach

Der Stellenwert der Luftembolie in der modernen Medizin

Untersuchungen
mit einer
neuen Nachweistechnik

Mit 6 Abbildungen

Springer-Verlag
Berlin Heidelberg New York
London Paris Tokyo

Professor Dr. Hans Joachim Mallach

Institut für Gerichtliche Medizin
Universität Tübingen
Nägelestr. 5, D-7400 Tübingen

ISBN-13:978-3-540-17509-4   e-ISBN-13:978-3-642-71873-1
DOI: 10.1007/978-3-642-71873-1

CIP-Kurztitelaufnahme der Deutschen Bibliothek. *Mallach, Hans-Joachim:* Der Stellenwert der Luftembolie in der modernen Medizin: Unters. mit e. neuen Nachweistechnik / Hans Joachim Mallach. – Berlin; Heidelberg; New York; London; Paris; Tokyo: Springer, 1987.
ISBN-13:978-3-540-17509-4

Gesamtherstellung: G. Appl, Wemding
2119/3140-5 4 3 2 1 0

Vorwort

Zufälle weisen gelegentlich die Forschung in eine bestimmte Richtung. Auch bezüglich der Luftembolie war der Zufall im Jahre 1971 bei der Obduktion einer jungen Frau, die Monate nach einer beiderseitigen Tubenligatur an einer Gasembolie gestorben war, der Anlaß zu einer Serienuntersuchung wie zur Entwicklung einer neuen Meßtechnik, die sich zur Routineuntersuchung eignet und exakte Ergebnisse garantiert. Traumatologie und Technik in der Medizin gebieten heute in jedem Fall die Prüfung auf Luftembolie, damit wertvolle Befunde zur Klärung der Todesursache nicht von vornherein verloren gehen. Die letzten Jahre haben das Spannungsfeld zwischen Morphologie sowie physikalischer und chemischer Meßtechnik aufgezeigt. So möge dieses Buch den Anreiz vermitteln zur weiteren Erforschung der Luftembolie.

Hans Joachim Mallach

Inhaltsverzeichnis

Vorbemerkung

Sigurd Frey hat 1929 die Luftembolie wie folgt definiert: „Unter Luftembolie – Pneumathämie, Aerämie – versteht man das Eindringen von Luft in den Blutkreislauf und die Verschleppung der Luftblasen mit dem Blutstrom. Die Folgeerscheinungen sind durch die *physikalischen* Eigenschaften der Gase bedingt; die *chemische* Zusammensetzung der Gase ist im allgemeinen belanglos."

Schlägt man, um den Stellenwert der Luftembolie zu bestimmen, die Lehr- und Handbücher der Gerichtsmedizin der letzten 2 Jahrzehnte auf (Dietz 1963; Hansen 1965; Ponsold 1967; Camps 1968; Eisen 1973; Polson u. Gee 1973; Simpson 1974; Mueller 1975; Berg 1976; Prokop u. Göhler 1976; Schwerd 1979; Dürwald 1981; Patscheider u. Hartmann 1981; Forster u. Ropohl 1982; Maresch 1983), so wird die Luftembolie als zum Tode führende Komplikation des kriminellen Aborts stets erwähnt, auch wenn wir in den letzten 20 Jahren kaum noch einen „klassischen" kriminellen Abort beobachtet haben. In überwiegendem Maße (ca. 75%) wird auf die Luftembolie bei Schnittverletzungen des Halses als konkurrierende Todesursache mit dem Verbluten hingewiesen. Gelegentlich werden Luftembolien im Gefolge chirurgischer Eingriffe oder bei Transfusionen genannt. Die vielfältigen sonstigen Ursachen einer Luftembolie werden fast ausschließlich außer acht gelassen. Nur wenige Werke (Camps 1968; Mueller 1975; Prokop u. Göhler 1976; Maresch 1983) befassen sich mit der venösen, arteriellen sowie gekreuzten Luftembolie und nennen als weitere Ursachen Schädelbasisfrakturen, Druckwellen nach Explosionen, insbesondere von Atombomben, ferner das Erhängen, das Ertrinken und die Caissonkrankheit.

1 Historischer Rückblick

Die Medizin des 17. Jahrhunderts ist dadurch charakterisiert, daß das exakt naturwissenschaftliche Experiment in den Vordergrund medizinischen Denkens rückt. Galt doch jetzt die Devise: „Messen, was meßbar ist, was nicht meßbar ist, meßbar machen". So entdeckte William Harvey (zit. nach Thiel 1964) den Blutkreislauf im Jahre 1628. Harveys Buch *Exercitatio anatomica de motu cordis et sanguinis in animalibus,* die Abhandlung über die Bewegung des Herzens und des Blutes bei Tieren, beruhte auf Tierexperimenten und quantitativen Messungen, die die alte galenische Physiologie ablösten. Nach Galen enthielten die Arterien physiologischerweise Luft; erst die Widerlegung dieser Theorie durch Harvey (1628) lieferte die pathophysiologischen Grundlagen für die Erforschung der Luftembolie.

Die ersten Luftinjektionen im Tierversuch sind von Francesco Redi überliefert, der 1667 in einem Brief an Niccolò Stenone beschreibt, daß man „vierfüßige Tiere praktisch auf der Stelle töten kann, indem man ihnen unter Druck Luft in eine Vene injiziert". So habe er nach diesem Verfahren 2 Hunde, einen Hasen, ein Schaf und 2 Füchse eines bei allen Tieren gleichermaßen plötzlichen Todes sterben sehen. Redi zog aus diesen Versuchen den Schluß, daß sich unter physiologischen Bedingungen im Blutgefäßsystem keine Luft befinden könne und daß ihr Eindringen in das Blutgefäßsystem mit dem Leben nicht vereinbar sei. Er hatte außerdem nach Luftinjektionen einen intermittierenden Puls beobachtet. Seiner Meinung nach stellte sich dieses Phänomen jeweils beim Hindurchtreten einer Luftblase durch das Herz ein. Redis Erstaunen war groß, als er bei der Vivisektion von Seeschildkröten Luftbläschen im Blutgefäßsystem bemerkte. Möglicherweise hat er dabei zufällig erstmals eine experimentelle Luftembolie beobachtet.

Exaktere Versuchsbeschreibungen als bei Redi findet man bei dem Niederländer Antonius de Heide, der 1684 Hunden Luft in die V. cruralis injizierte. Unmittelbar nach der Luftinjektion wurde der Hund von Zuckungen erfaßt, Atmung und Herzschlag setzten aus. Bei der anschließenden Sektion fiel auf, daß aus den Interkostalgefäßen kein Blut hervorfloß, während das Herz beim Öffnen des Brustkorbes noch schlug. Das Herz und besonders das rechte Herzohr waren stark ausgedehnt, und aus den Ventrikeln floß nach Abschneiden der Herzspitze zuerst Luft, dann schaumiges Blut und zuletzt teilweise geronnenes Blut heraus: „Cor una cum dextra auricula erat valde expansum, è cujus ventriculis, detruncato cono prorumpit primo purus putus aer, deinceps spumosus sanguis, & tandem cruor fluidus". Das Blut, so meinte er, würde durch die Luft sehr stark verdünnt und durch diese Volumenzunahme die Ventrikel des Herzens so sehr ausgedehnt, daß sich die Muskelfasern nicht mehr kontrahieren könnten und es zum Kreislaufstillstand komme.

Camerarius (1686) berichtet, Wepfer habe durch Einblasen von Luft in die V. jugularis einen Hammel und eine trächtige Kuh getötet und ihn selbst dazu aufgefordert, ähnliche Experimente auszuführen. Und Verdries (1704) erwähnt im Rahmen seiner Dissertation, Wepfer hätte einem starken Ochsen mit dem Munde Luft in eine Vene eingeblasen, worauf dieser wie vom Blitz getroffen tot umgefallen sei. Zur gleichen Zeit unternahm auch der Tübinger Rudolf Jacob Camerarius Tierversuche mit Luftinjektionen. In seiner Abhandlung *Tensio Cordis Lipothymiae causa* beschreibt Camerarius detailliert seine Versuche an Hunden, denen er die Luft entweder sehr schnell und mit großem Druck oder langsam injizierte. Dabei stellte er als erster fest, daß nicht jede Luftinjektion tötet, sondern daß ein Tier bei langsamer Luftgabe auch überleben kann und der Versuchsausgang somit von der Injektionsgeschwindigkeit abhängt. Bei der Sektion der Tiere, die den Versuch nicht überlebten, beobachtete Camerarius in allen Fällen gleichermaßen ein durch die Luft sehr stark ausgedehntes Herz, wobei ihm vor allem das rechte Herzohr durch seine Größe imponierte. Wurden die Ventrikel angestochen, so entleerten sich stets Blutschaum und Luft.

Dieser Sektionsbefund in Verbindung mit der Tatsache, daß dem Tod der Tiere immer eine Ohnmacht voranging, veranlaßte Camerarius zu der Schlußfolgerung, daß die Dehnung des Herzens durch Luft eine plötzliche Ohnmacht nach sich ziehe: „Ab hoc itaque proposito experimento deduco, tensionem cordis aliquando Lipothymiam inducere." Er stellte deshalb die These auf, daß die Ursache der Synkope grundsätzlich in einer Ansammlung von Luft im Herzen und der dadurch bewirkten Überdehnung der Muskelfasern zu sehen sei. Die Luft stamme hierbei aus dem Magen und dem Gedärm, wo sie beim Zusammentreffen von Essen, Auswurf, Speichel, Magen-, Darm-, Gallen- und Bauchspeichelsaft und anderen Flüssigkeiten entstehe und leicht einen Zugang zum Herzen finde. 1687 berichtete Johann Jacob Harder in seinem Buch *Apiarium observationibus medicis centum ac physicis experimentis plurimis refertum* über Versuche an Hunden, denen er Luft injizierte und deren Reaktionen er beobachtete: „Einem Hund mittlerer Größe wurde vermittels einer Spritze mit Kraft Luft in die V. jugularis injiziert. Der Hund jaulte und hörte sofort auf zu atmen. Bei der Eröffnung von Abdomen und Thorax sah man, daß das Herz stark ausgedehnt war. Als seine Wände angeschnitten wurden, fielen sie schlaff zusammen. Das Herz enthielt nur etwas schaumiges Blut." Pathophysiologisch, so glaubte Harder, würde sich die Luft im Herzen ausdehnen und dadurch die Muskelfasern zum Erschlaffen bringen. Die Muskelfasern würden ihren alten Tonus nicht wiedererlangen, und dies hätte einen Herzstillstand zur Folge.

1753 erschien in Göttingen die Dissertation von Johann Adrian Sprögel *Experimenta circa varia venena in vivis animalibus instituta,* in welcher durch Injektionsversuche mit Luft bei lebenden Tieren die Wirkung der Luft auf Blut und Kreislaufsystem erforscht wurde. Zur Pathomechanik der Luftwirkung äußert Sprögel: „Es scheint also, daß das Herz durch die eingespritzte Luft so ausgedehnt wird, daß es sich nicht mehr kontrahieren kann und dadurch sofort die circulatorische Blutbewegung sistiert." Zu Bohns (1697) Ansicht, die Luft würde das Blut koagulieren, bemerkte Sprögel, das Blut sei in seinen Versuchen stets flüssig gewesen, im Gegenteil noch flüssiger als normalerweise (A. Pfeiffer 1982).

Mit der Weiterentwicklung der medizinischen Fachgebiete, insbesondere der Chirurgie, begann die Erforschung der Luftembolie am Menschen, die nun auch definiert wird, nachdem man erkennt, daß die Luft im Blutgefäßsystem als Kreislaufhindernis, als Embolus, wirkt. Die Anfänge dieser Forschung liegen in Frankreich. So ist es kein Wunder, daß die ersten Beobachtungen von spontanem Lufteintritt mit nachfolgendem Tod bei Operationen im Hals- und Brustbereich von französischen Ärzten stammen (Bichat 1808; Nysten 1811; Magendie 1821; Amussat 1839).

Hier sei zunächst der von Magendie (1821) beschriebene Fall zitiert: Ein 23 Jahre alter Schlosser litt seit 5 Jahren an einer geschwulstartigen Erkrankung der rechten Schulter mit Übergriff auf das Schlüsselbein, so daß die Exstirpation angezeigt war. Intra operationem hörte der Operateur Dr. Bauchesne plötzlich ein seltsames Geräusch und den Patienten aufschreien: „Mon sang tombe dans mon cœur; je suis mort" (Das Blut fällt mir ins Herz; ich sterbe). Unmittelbar darauf versteifte sich der Körper. Der Patient verlor das Bewußtsein, schwitzte stark und wies ein fremdartiges, ziemlich starkes Geräusch in der Brusthöhle auf; 15 min nach dem Aufschrei war der Patient tot. Autoptisch fanden sich eine 1,5 cm lange Schnittverletzung der V. jugularis externa dextra, eine Blutleere des Herzens bei ausgedehnten Höhlen und Luftblasen in den Hirnarterien.

Wenige Jahre später war v. Wattmann 1823 im Begriff, eine am Schlüsselbeinansatz des rechten Kopfnickermuskels aufsitzende haselnußgroße Geschwulst zu entfernen, als er zischendes Geräusch vernahm und der Patient bewußtlos wurde. Geistesgegenwärtig legte er den Finger auf die Stelle, von der das Zischen kam. Dieses hörte sofort auf, und der Patient kam wieder zu sich. Der Vorgang wiederholte sich, wenn er den Finger wegnahm. Die Entdeckung führte dazu, daß v.Wattmann erstmals eine laterale Venenligatur anlegte (Lesky 1961).

Bis zur Jahrhundertwende wurden sodann zahlreiche Luftemboliefälle aus Gynäkologie und Geburtshilfe bekannt, v.a. bei Manipulationen am graviden und puerperalen Uterus sowie bei kriminellem Abort. Der Großteil solcher Mitteilungen stammt aus dem deutschsprachigen Raum. Aus der 2.Jahrhunderthälfte finden wir, wiederum häufig von französischen Autoren, zahlreiche Beschreibungen von plötzlichen Todesfällen oder Entwicklung verschiedenster neurologischer Symptome nach Eingriffen am Thorax wie Anlegen eines Pneumothorax, Injektionen, Spülungen oder Punktionen von Empysemhöhlen. Man erkannte jedoch noch nicht, daß es sich dabei um Fälle arterieller Luftembolie handelte, sondern benannte das Ergebnis nach den Symptomen Pleuraschock, „éclampsie pleurale" oder „épilepsie jacksonienne".

Überdies finden sich im Schrifttum zahlreiche Fallbeobachtungen, die hier, aufgegliedert nach Operationsgebiet bzw. -art, zitiert werden:

Bei einer Mammaamputation: Clemot (1830, zit. nach Velpeau 1836), Warren (1830, zit. nach Velpeau 1836), Putegnat (1834), Amussat (1838), Duval u. Toulmouche (1838).

Bei der Operation eines Halstumors: Roux (1831, zit. nach Velpeau 1836), Puydebat (1833), Ulrich (1834), Delaporte (1836), Mirault (1837), Barlow (1838, zit. nach Velpeau 1838), Begin (1838, zit. nach Velpeau 1836), Girbal (1853).

Bei der Operation einer Geschwulst der Schulter bzw. der Achselhöhle: Dupuytren (1824), Clemot (1830, zit. nach Velpeau 1836), Mussey (1839).

Bei einer Armamputation: Roux (1838).

Bei der Operation von Tumoren des Gesichts: Warren (1830, zit. nach Velpeau 1836), Malgaigne (1836), Barlow (1838, zit. nach Velpeau 1838).

Bei Inzision einer Beinvarize: Dupuytren (1833).

Beim Aderlaß einer Schwangeren: Maugelis (1837, zit. nach Velpeau 1838).

Bei einem Suizid durch Schnittverletzungen des Halses: Handyside (1838).

Bezüglich der pathophysiologischen Vorgänge und der Todesursache nach Eindringen von Luft ins Venensystem vertreten die meisten Autoren die Ansicht, der Tod wäre in erster Linie die Folge einer Herzschädigung bzw. von Durchblutungs- und Kreislaufstörungen, wobei verschiedene Ursachen für diese Kreislaufstörungen angegeben werden. Dagegen findet die Theorie Bichats (1808) vom primären Hirntod nur sehr wenige Anhänger (Berg 1951).

Forget (1832) erklärte den Tod mit einer Störung der Herzaktion durch die Luft, wobei v. a. die Kontraktilität der Muskelfasern durch die Überdehnung des Herzens beeinträchtigt würde; daneben übe die Luft noch eine nicht näher beschriebene schädigende Wirkung direkt auf die Herzmuskulatur aus. Im übrigen glaubte Forget, daß die Luft die Lungen passieren könne, wobei ein kleiner Anteil ausgeatmet würde.

Wie ein roter Faden zieht sich der Streit um die eigentliche Todesursache bei venöser Luftembolie durch das ganze Jahrhundert, ohne daß ein Ergebnis erzielt wurde. Hauptsächlich wurden 5 Anschauungen vertreten:

Der Tod ist ein Hirntod und erfolgt durch Verstopfung der Hirnarterien (Bichat 1808; Amussat 1839).

Der Tod tritt infolge der Anwesenheit von Luft im rechten Herzen ein, ist also ein primärer Herztod (Nysten 1811; Dupuytren 1824).

Der Tod ist Folge der Verstopfung der Lungenkapillaren (Magendie 1821; Leroy d'Etiolles 1823; Piedagnel 1829; Poiseuille 1837; Passet 1886).

Der Tod erfolgt durch Verstopfung der A. pulmonalis bzw. ihrer Äste (Pantum 1862, 1864).

Der Tod tritt durch Embolisierung von Gefäßen des Rückenmarks ein (Bell 1842).

Erst die Forschungsarbeiten des 20. Jahrhunderts bringen eine Antwort auf diese Frage mit der Feststellung, daß die Luft durch den Herzschlag in die A. pulmonalis eindringt, die Luftblasen jedoch den Stamm und die großen Äste verlegen. Todesursache ist demnach eine Erstickung durch den Ausfall der Lungenfunktion (Haselhorst 1924; Frey 1929; Dudits 1933; Berg 1951), wobei die Erstickung auch mit einem Herzstillstand gekoppelt sein kann (Ceelen 1933).

2 Pathogenese der Luftembolie

2.1 Venöse Luftembolie

2.1.1 Eintritt der Luft in das Gefäßsystem

Eintrittsort der Luft bei der venösen Luftembolie ist der venöse Schenkel des großen Kreislaufs. Spontanes Eindringen von Luft in eine eröffnete Vene setzt ein Klaffen des Gefäßes sowie einen negativen Venendruck voraus. Normalerweise wird eine völlig durchtrennte Vene unter der Wirkung des Luftdrucks kollabieren und einen Lufteintritt nicht zulassen. Wird ihre Lichtung jedoch durch Fixierung der Venenwand mit der Umgebung offen gehalten, so ist die erste Bedingung für den Lufteintritt erfüllt. Solche anatomischen Verhältnisse, nämlich eine Anheftung der Venen an die Umgebung durch Faszien, findet man in der vorderen Halsregion, im Bereich der oberen Thoraxapertur sowie in den Achselhöhlen (V. jugularis interna, V. subclavia und V. axillaris). Auch entzündliche oder neoplastische Veränderungen in der Umgebung von Venen, die zur Wandstarre führen, ermöglichen ein Offenbleiben nach der Wanddurchtrennung. Für das Klaffen einer Vene ist auch die Art der Eröffnung von Bedeutung: Eine seitlich eröffnete Vene klafft leichter als eine völlig durchtrennte und gibt daher häufiger Anlaß zur Luftembolie (Frey 1929).

Die Frage, ob die klaffende Eröffnung einer Vene zu spontanem Lufteintritt führt, ist von den Druckverhältnissen in der Vene abhängig. In den großen herznahen Venen herrscht ein geringgradig positiver Mitteldruck, wobei der Druck von etwa 15 mm Hg in den peripheren Venen auf Werte um 0 mm Hg im rechten Vorhof

abfällt. Diese Druckverhältnisse sind jedoch atemabhängig in dem
Sinne, daß der leicht positive Druck in den herznahen Venen in
der Exspiration verstärkt, in der Inspiration abgeschwächt wird
und vorübergehend sogar negative Werte erreicht (Abb. 1).

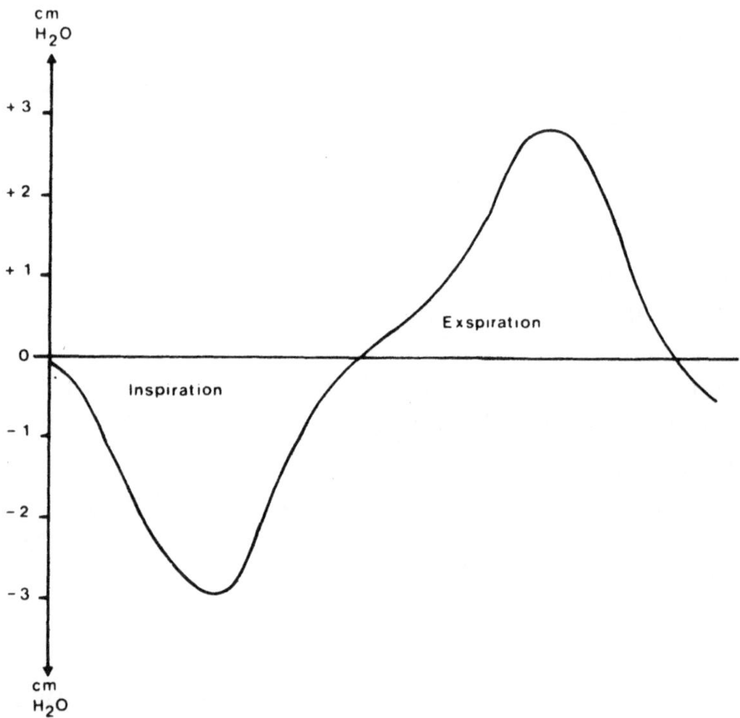

Abb. 1. Pulmonale Druckänderungen in Abhängigkeit von der Atemphase.
(Nach Rein u. Schneider 1971)

Der Druck in den großen Venenstämmen ist ferner von den rhythmischen Schwankungen infolge der Herzaktionen abhängig
(Abb. 2). In der Systole übt das Herz durch die sich spitzenwärts
bewegende Ventilebene einen Sog auf die venöse Seite aus, der zu
einer deutlichen Drucksenkung in der V. cava führt *(x)*. Zu Beginn
der Diastole kommt es bei geschlossenen AV-Klappen zunächst
zum Druckanstieg, nach Öffnung der Trikuspidalklappe erfolgt

jedoch der diastolische Kollaps des rechten Vorhofs mit einer
erneuten Drucksenkung, die in der V. cava *(y)* gemessen werden
kann (Rein u. Schneider 1971; Siegenthaler 1973). Da die atemab-
hängigen und die durch die Herzaktion bedingten Effekte auf den
Venendruck bei der Asynchronität von Puls und Atmung sowohl
gleich- als auch entgegengesetzt gerichtet sein können, kommt es
zu rhythmischen Druckschwankungen in den herznahen Venen,
bei denen deutlich negative Druckwerte erreicht werden.

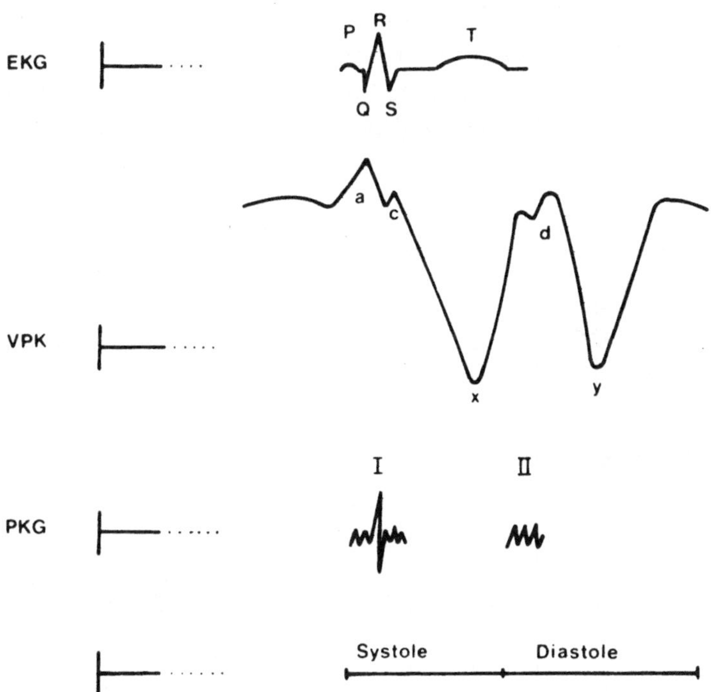

Abb. 2. Venenpulskurve *(VPK),* Elektrokardiogramm *(EKG)* und Phonokardio-
gramm *(PKG).* (Nach Siegenthaler 1973)

Die Auswirkungen der Atmung auf den Venendruck gehen auch
aus Ergebnissen von Versuchen hervor, die Ernsting 1966 an Hunden vorgenommen hat (Abb. 3). In dieser Darstellung sind intra-

ösophagischer Druck (oben), Druck im rechten Vorhof (Mitte) und EKG (unten) simultan aufgezeichnet. Man sieht, daß der bei etwa −3 mm Hg liegende intraösophagische Druck, der als Maß für intrathorakalen Druck angesehen werden kann, bei Inspiration (Pfeile) auf etwa −8 mm Hg absinkt. Gleichzeitig erkennt man, daß der um 0 mm Hg schwankende Druck im rechten Vorhof während dieser Inspirationsphasen auf Werte bis etwa −5 mm Hg absinkt. Diese Ergebnisse, die auch auf die herznahen Venen übertragen werden können, dokumentieren die durch Inspiration bedingte Saugwirkung der Lunge auf den venösen Rückstrom. Sicher werden diese in Atemmittellage gewonnenen negativen Druckwerte bei tiefer Inspiration noch weiter zunehmen. Dieser negative Venendruck bewirkt also das Einsaugen von Luft in ein klaffend eröffnetes Gefäß.

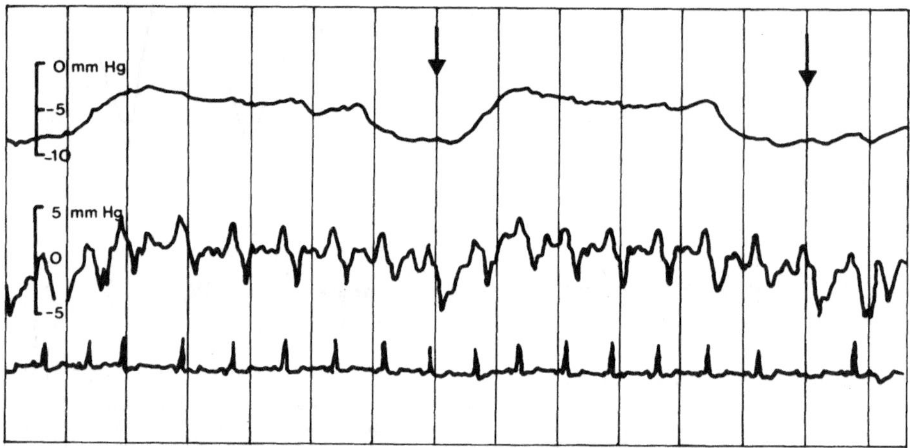

Abb. 3. Einfluß der Inspiration auf den venösen Druck. (Nach Ernsting 1966)

Auch die hydrostatischen Verhältnisse sind nicht ohne Einfluß auf die Entstehung einer Luftembolie. Im Stehen sinkt der Venendruck oberhalb der sog. Indifferenzebene ab. Die Venen werden entrundet; sie kollabieren also, wenn die anatomischen Verhältnisse es zulassen. Unterhalb dieser, etwa in Höhe des 4. Interkostalraums liegenden Ebene steigt der Druck an, und die Venen werden gedehnt. Im Liegen ist diese Nullpunktebene – so genannt, weil sich in dieser Ebene der hydrostatische Druck bei Lagewechsel nicht ändert – 10 cm über der Unterlage anzunehmen, also in Höhe des rechten Vorhofs. Somit sind, je nach Körperlage, die Ausgangsbedingungen für eine Luftembolie verschieden: Oberhalb der Indifferenzebene wird dieses Ereignis durch die hydrostatischen Druckverhältnisse begünstigt, unterhalb erschwert.

Auf den Venendruck in der V. cava inferior übt auch der intraabdominale Druck einen Einfluß aus. Wird er durch entsprechende Lagerung gesenkt, z. B. durch die Knie-Ellenbogen-Lage, so sinkt der Druck in der V. cava inferior. Dies hat Bedeutung beim graviden oder puerperalen Uterus, dessen großkalibrige, unter der Geburt offenstehende Venen dann Eintrittspforten für Luft sein können, wenn Vagina und Vulva nicht luftdicht abgeschlossen sind und ein den Venendruck senkender Lagewechsel vorgenommen wird.

Ein größerer Blutverlust führt über die Volumenverminderung zu einer Senkung des Venendrucks; dies kann in extremen Fällen dazu führen, daß sich der Bereich des negativen Drucks bis in die peripheren Venen ausdehnt und dort eine Luftembolie möglich macht. Hier sind jedoch noch zusätzliche Bedingungen erforderlich, die ein Offenbleiben peripherer Venen bewirken; auf sie soll später eingegangen werden. Die voranstehenden Ausführungen gelten in gleicher Weise für die Sinus durae matris, die als starr in der harten Hirnhaut ausgespannte Blutleiter bei Eröffnung nicht kollabieren.

Im Unterschied zu diesen Möglichkeiten der spontanen Aspiration ist bei instrumenteller Einbringung der Luft unter Druck weder ein negativer Venendruck noch ein Klaffen der Vene erforderlich, um eine Luftembolie auszulösen. Es können also bei intravenösen Injektionen, Infusionen und Transfusionen sowie bei diagnostischen und therapeutischen Punktionen von Körperhöhlen mit nachfolgender Luftfüllung unter Druck in jeder Körperregion Luftembolien ausgelöst werden, wenn mit dem Instrument eine Vene eröffnet und offengehalten wird (Frey 1929; K. H. Pfeiffer 1977).

Lufteintritt auf gynäkologischem Gebiet

Einen breiten Raum nimmt die Literatur über Luftembolien innerhalb des geburtshilflichen und gynäkologischen Fachgebietes ein. Dies ist nicht verwunderlich, tritt doch die Luftembolie auch heute noch bei 0,1% aller Geburten auf und ist für 35% der maternen Todesfälle verantwortlich (Martius 1971). Die besondere Gefährdung ist hier durch die während und unmittelbar nach der Plazentaablösung offenstehenden Uterusvenen gegeben (Eder u. Gedigk 1974). Normalerweise erfolgt der Verschluß dieser Venen durch Kontraktion des Myometriums unter den Nachgeburtswehen und durch lokale Gerinnungsmechanismen. Ist dieser rasche Verschluß infolge Uterusatonie und/oder Gerinnungsstörungen nicht gewährleistet (Justus 1969) und wird ein Sog durch venendrucksenkende Umlagerung der Kreißenden beziehungsweise ein Druck durch Manipulationen des Geburtshelfers bei manueller Plazentaablösung ausgeübt, so kann, abgesehen von der in solchen Fällen bestehenden Gefahr des Verblutens, ein plötzlicher Tod durch Luftembolie eintreten. Die Hand des Geburtshelfers wirkt dabei wie ein Stempel, der die im Geburtskanal befindliche Luft in die intervillösen Räume oder in die uterinen Venen drückt (Martius 1971; Forster u. Ropohl 1976). Besonders hervorzuheben ist die Gefahr einer Luftembolie bei Placenta praevia, weil hier bereits während der Eröffnung des Muttermundes Luft in den retroplazentaren Raum eindringen kann (Martius 1974). Überdies können auch bei der Schnittentbindung ebenso wie bei der Extrauteringravidität tödliche Luftembolien auftreten (Frei 1933; Puchowski 1937).

Allgemein bekannt – aber inzwischen praktisch Historie – ist in der Gerichtsmedizin die Luftembolie als Folge des kriminellen

Aborts mittels intrauteriner Injektionen mit Gummiballons oder Klysopompapparaten. Auch andere Geräte oder Apparate, wie z. B. Luftpumpen (Holzer 1973), wurden verwendet. Eine Rarität ist sicherlich eine Gasembolie bei einem septischen Abort (Naujoks 1923). Daß Luft auch bei anderen Gelegenheiten in das Cavum uteri gelangen kann, belegen z. B. die von Wuermeling (1960), Hendry (1964) und K. H. Pfeiffer (1977) mitgeteilten Fälle.

Lufteintritt auf urologischem Gebiet

Zur urologischen Diagnostik und Therapie zählt auch heute noch, wenn inzwischen auch umstritten, die Luftfüllung der Harnblase. Aufsehen erregte schon frühzeitig die Mitteilung von Mathé (1929a), wonach einem 56 Jahre alten Mann zum Zwecke der Prostatektomie ca. 300 ml Luft in die Harnblase eingefüllt wurden. Vor Operationsbeginn war ein zischendes Geräusch zu hören. Der Patient wurde zunehmend zyanotischer, wies bei der Mydriasis einen starren Blick auf, Kreislauf und Atmung sistierten abrupt. Die Leichenöffnung erbrachte eine starke Füllung des Herzens, der Lungen und der Leber mit schaumdurchsetztem Blut sowie Luftblasen in den Becken- und Mesenterialvenen, ferner Ulzerationen an der hypertrophierten Prostata und ein krebsartiges Papillom in der Blasenwand. Weitere ähnliche Mitteilungen stammen von Jockisch (1930), Jeck (1933) und Mallach (1986).

Nach einer weitgespannten Umfrage stellte Mathé (1929b) fest, daß die Insufflation von Luft in eine gesunde Harnblase keine Gefahr biete, daß aber bei Entzündungen, geschwürigen Veränderungen, Zerreißungen der Schleimhaut und Tumoren insbesondere dann, wenn die Luft unter Druck eingeblasen wird, Luftembolien entstehen können.

Eine neuere Gefahrenquelle bietet die seit gut 2 Jahrzehnten geübte Kryochirurgie. So konnten wir in einem Fall einen perakuten Todesfall nach Detonation einer Kryosonde (Mallach 1986) beobachten.

Lufteintritt bei Schädeltraumen

Luftembolien treten gelegentlich im Zusammenhang mit Schädeltraumen auf. Bei Frakturen sowohl des Schädeldaches als auch des Schädelgrundes können die Blutleiter der harten Hirnhaut reißen, wobei die Luft durch diese Rißlücken in die starrwandigen Sinus eindringen kann. Dies betrifft nicht nur offene Schädelfrakturen, sondern auch solche, die eine Verbindung zu den Nebenhöhlen, pneumatisierten Knochen, äußerem Gehörgang, Mittelohr oder Nasen-Rachen-Raum herstellen. Meixner (1939) findet sie unter 56 Luftemboliefällen 21mal bei Schädeltraumen (37,5%). Roder u. Teichert (1957) beschreiben unter 75 Obduktionen nach Frakturen der vorderen und mittleren Schädelgrube sogar in 84% der Fälle Luftembolien. Interessant ist hierbei, daß es gelang, bei 4 Frakturen, die den äußeren Gehörgang einbezogen, Luftmengen im Herzen ab 30 ml röntgenologisch nachzuweisen.

Selbstverständlich kann die Luftembolie auch als Zwischenfall bei operativer Schädeleröffnung auftreten, wenn nicht besondere Vorsichtsmaßnahmen ergriffen werden. Über einen solchen Fall berichtet Doench 1933. Eine Beilhiebverletzung machte die operative Versorgung eines blutenden Sinus sagittalis superior erforderlich. Der 11 Jahre alte Knabe wurde nach erheblichem Blutverlust trepaniert und der blutende Sinus, der auf einer Länge von 3 cm eingerissen war, unterbunden. Nach Unterbindung des peripheren Anteils kam es am noch offenen, zum Herzen führenden Anteil zu einem schlürfenden Geräusch. Man stellte Luftblasen im Sinus fest. Eine tödliche Luftembolie war die Folge. Der Autor betont erstens die Bedeutung der sitzenden Haltung des Patienten während der Operation und zweitens die Bedeutung des Blutverlustes für die Erzeugung eines negativen Venendrucks im verletzten Sinus. Dieser Druck beträgt im Liegen $+9\,cm\,H_2O$ und erreicht bei Aufrichtung negative Werte, sobald der Kopf sich oberhalb der hydrostatischen Indifferenzebene befindet. Hieraus leitet Doench die erforderliche Prophylaxe ab: Vor der Operation ist erstens für einen ausreichenden Blutvolumenersatz zu sorgen, zweitens sind derartige Eingriffe am liegenden Patienten vorzunehmen, und drittens sind vorübergehend die herzwärts führenden Gefäßanteile zu unterbinden. Daß die liegende Position des Patienten bei derartigen Operationen jedoch keinen absoluten Schutz vor Luftembolien bedeutet, geht aus einer Mitteilung von Moszyński (1970) hervor. Er beobachtete eine Luftembolie während der Operation eines parietookzipitalen paraventrikulären Tumors, bei der sich die Patientin in liegender Position befunden hatte.

Lufteintritt durch Halsverletzungen

Wegen der bereits erwähnten besonderen Verhältnisse im Halsbereich (negativer Venendruck, Fixierung der Venenwand an die Umgebung) ist auch bei operativen Eingriffen an der Schilddrüse mit der Gefahr einer Luftembolie zu rechnen. Es können dabei die Kocher-Venen des Platysmas, die V. jugularis externa oder die V. anonyma verletzt werden. Am häufigsten tritt die Luftembolie bei Eröffnung der Schilddrüsenvenen auf, die zwischen den beiden Blättern der Kapsel vom unteren Pol und Isthmus zur V. anonyma verlaufen und oft fingerdick sind. Die Gefahr des Lufteintritts steigt bei tiefen Inspirationen des Patienten, z. B. nach Hervorluxieren einer substernalen Struma und bei Eingriffen in sitzender Position (Kleinschmidt 1912; Frey 1929). Ebenso kann freilich jedes Trauma im Halsbereich, wie Schnitt oder Stich, bei dem venöse Gefäße eröffnet wurden, zur Luftembolie führen. Diese Erfahrung bestätigt Meixner (1939), der, mit einer Ausnahme, bei allen Halsschnitten, die er auf Luftembolie untersuchte, Luft im Herzen und in den Gefäßen fand.

Lufteintritt über periphere Venen

Es wurde bereits ausgeführt, daß eine Luftembolie nach Eröffnung einer peripheren Vene nur unter besonderen Bedingungen auftritt. Wenn z. B. der positive Venendruck in den Extremitätenvenen durch einen größeren Druck von außen überwunden und die Vene durch ein Instrument eröffnet und offengehalten wird, kann auch hier Luft in das Gefäßsystem eindringen. So injizierte sich Nemec 1935 in Selbstversuchen bis zu 10 ml Luft intravenös mit einer normalen Injektionsspritze, um die subjektiven Symptome beim Menschen zu erforschen. Er fand lediglich Oppressionsgefühle, die möglicherweise aus einer Erwartungshaltung resultierten.

Ein in einem Blutspendeinstitut beschäftigter 62 Jahre alter Pfleger verwendete seine beruflichen Kenntnisse und Fertigkeiten zu einem ungewöhnlichen Suizid. Der Mann wurde in seiner Wohnung vor dem Bett liegend tot aufgefunden. Neben ihm fand man eine 4,5 cm lange Blutentnahmekanüle mit einem angeschlossenen 36 cm langen Blutentnahmeschlauch. Beide Gegenstände waren blutverschmiert. Bei der Obduktion entdeckte man eine frische Einstichstelle in der linken Ellenbeuge, einen blutverschmierten Mundwinkel ohne Verletzungen und reichlich Luft im rechten Herzen. Der Pfleger hatte offensichtlich eine Kubitalvene punktiert, zunächst Blut durch den Schlauch angesaugt, um sich von der richtigen Lage der Kanüle in der Vene zu überzeugen, und dann eine größere Luftmenge durch den Schlauch in die Vene geblasen, welche seinen Tod herbeiführte (Schollmeyer u. Vogt 1966).

Auch die Injektion von Wasserstoffperoxid kann zur tödlichen Gasembolie führen, wie Volaric 1968 mitteilte. Zu dem Todesfall kam es, weil einem Herzkranken anstelle von Glukose wegen fehlender Etikettierung des Behälters versehentlich Wasserstoffperoxid intravenös injiziert worden war. In der Chirurgie (Hellner et al. 1970) wird davor gewarnt, Wasserstoffperoxidlösungen zur Blutstillung oder Spülung in geschlossene Körperhöhlen einzubringen, da die Gefahr einer Luftembolie bestehe. Korrekterweise muß hier eigentlich von einer Sauerstoffembolie gesprochen werden, da Wasserstoffperoxid im Gewebe zu Wasser und Sauerstoff reduziert wird und der in Gasform freiwerdende Sauerstoff die Embolie verursacht.

Beim Zusammentreffen mehrerer unglücklicher Umstände kann die Eröffnung einer peripheren Vene auch ohne Anwendung von Druck zur Luftembolie führen. Einer 23 Jahre alten Patientin war zur Venendruckmessung eine Kubitalvene punktiert worden. Beim Wechsel von der Spritze zur Bürette trat unvorhergesehen ein heftiger Hustenanfall auf. Dabei wurde durch die in der Vene liegende offene Kanüle Luft angesaugt, so daß umgehend eine tödliche Luftembolie auftrat. Bei dieser Patientin bestand nach Resektion des linken Lungenlappens eine erhebliche Verschwartung und dadurch bedingt eine kompensatorische Vergrößerung der rechten Lunge mit hohem negativen intrathorakalen Druck und starker Sogwirkung (Hallermann 1965).

Auch bei Eingriffen an den Venen der unteren Extremitäten muß die Gefahr einer Luftembolie in Betracht gezogen werden, wie Székely schon 1935 berichtete. Bei der Wiederholung einer Injektionsbehandlung zur Varizenverödung am rechten Unterschenkel mußte nach Punktion einer bleistiftdicken Krampfader die Spritze gewechselt werden. In diesem Augenblick erlitt die Patientin bei noch liegender Kanüle einen Hustenanfall mit mehreren tiefen Inspirationen. Eine tödliche Luftembolie war die Folge. Nach Ansicht des Autors haben die Weite der variкösen Blutader, die durch entzündliche Vorgänge verursachte Fixation derselben an die Umgebung sowie stärkere intrathorakale oder intraabdominelle Druckschwankungen dieses ungewöhnliche Ereignis möglich gemacht.

2.1.2 Embolische Verschleppung der Luft

Die in eine Vene eindringende Luft wird, solange die Blutzirkulation anhält, von ihrem Eintrittsort mit dem Blutstrom herzwärts verschleppt. Dabei ist nach Mitteilung vieler Autoren an der Eintrittsstelle ein schlürfendes Geräusch hörbar. Greene (1864) beobachtete dieses Geräusch unter 67 Luftemboliefällen 48mal. Offenbar hat das strömende Blut bei seitlich eröffneter Vene eine der Wasserstrahlpumpe analoge Saugwirkung (Beneke 1913).

Die Luft gelangt in Form größerer oder kleinerer Blasen von der Peripherie über die V. cava inferior oder superior in den rechten Vorhof. Von hier aus wird sie während der Diastole in den rechten Ventrikel gesaugt. Wenn sich nun der rechte Ventrikel während der Systole kontrahiert, verbleibt die im Gegensatz zum Blut kompressible Luft z. T. im Ventrikel, z. T. wird sie in den Truncus pulmonalis ausgeworfen und in dessen Verzweigungen gepreßt. Häufig entsteht dabei durch die Vermischung von Blut und Luft Schaum im rechten Ventrikel. Ebenso häufig hört man über dem Herzen ein brodelndes oder gurgelndes Geräusch, das sog. Mühlengeräusch, welches manchmal nur mit dem Stethoskop, manchmal schon „aus mehreren Metern Entfernung" wahrgenommen werden kann. Dieses Geräusch entsteht nur bei Luftembolie des rechten Herzens und ist daher für die venöse Luftembolie pathognomonisch (Frey 1929).

Inwieweit ein Vordringen von Luft über periphere Lymphgefäße (Ductus thoracicus, Angulus venosus) möglich ist, wie Weyrauch (1940) und Jobba (1970) vermuten, muß mangels bisher vorliegender Beweise offengelassen werden.

Im allgemeinen tritt das Ereignis der Luftembolie unverzüglich, also *fulminant* auf. Beim Eindringen der Luft in das innere weibliche Genitale gibt es jedoch eine Besonderheit, die als *protrahierte* Luftembolie bezeichnet wird. Sie entsteht, wenn sich nach Eingriffen Luftdepots im Uterus gebildet haben, die erst Minuten oder gar Stunden später, z. B. durch Bewegungen, in eine Vene gepreßt und embolisch verschleppt werden (Frey 1929; Ceelen 1933).

Ob die in die Lungenarterien gepreßte Luft über das Kapillargebiet der Lunge in das linke Herz und damit in den großen Kreislauf gelangen kann, ist eine alte Streitfrage, die in der Literatur unterschiedlich beantwortet wird. Die Befürworter eines Durchtritts von Luftblasen durch die Lungenkapillaren (Dudits 1932) belegen ihre Theorien mit Tierversuchen und Fallschilderungen ebenso wie die Gegner dieser Auffassung (Wolf 1903; Frey 1929; Haselhorst 1924; Hübschmann 1926; Haselhorst u. Schaltenbrand 1933; Merkel 1934). Theoretisch ist ein Übertritt denkbar erstens durch das sog. Seltersflaschenphänomen – Ceelen (1933) vertritt die Meinung, daß bei kräftiger Herztätigkeit und guter Blutfülle des Kreislaufs vielleicht ein kleiner Teil der Luft in den großen Kreislauf übertritt –, zweitens durch arteriovenöse Anastomosen (Eder u. Gedigk 1974). So werden auch immer wieder Fälle beschrieben, in denen eine venöse Luftembolie bei geschlossenem Foramen ovale und ausgeschlossener Fäulnis zu Gasansammlungen im linken Herzen bzw. zu einer zerebralen Luftembolie geführt hat (Mansfeld u. Dudits 1934; Janssen 1967). Auch im eigenen Untersuchungsmaterial liegen solche Fälle vor.

2.1.3 Pathophysiologische Folgen

Die in das rechte Herz gelangte Luft wird zu einem Teil in Form größerer oder kleinerer Blasen in den Truncus pulmonalis getrieben, ein Teil bleibt, wie sich aus Obduktionsbefunden ergibt, im rechten Herzen. Die Größe der Blasen hängt von der Eintrittsgeschwindigkeit der Luft ab; je schneller sie eindringt, desto größer sind die Luftblasen. Diese bleiben entsprechend ihrer Größe in den Aa. pulmonales oder ihren Verzweigungen stecken und wirken hier als Kreislaufhindernis. Die Größe des blockierten und damit von der Perfusion ausgeschlossenen Gefäßbezirks richtet sich also nicht nur nach der Menge der eingedrungenen Luft, sondern auch nach der durch die Eintrittsgeschwindigkeit bedingten Größe der Luftblasen.

Der Blutdruck vor dem Hindernis, also im rechten Herzen und im Truncus pulmonalis, steigt infolge des erhöhten Widerstandes, während er hinter dem Verschluß, also in den Vv. pulmonales und im linken Herzen, aufgrund des verringerten Zustroms abfällt. Diese Druckänderungen ergeben sich aus Versuchen von Haselhorst (1924) an Hunden (Abb. 4).

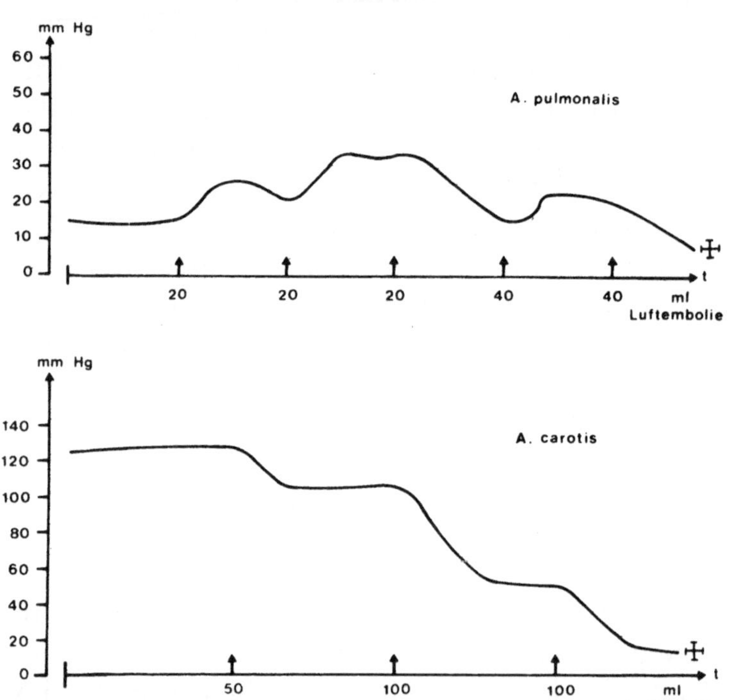

Abb. 4. Arterielle Druckänderungen bei der venösen Luftembolie in Abhängigkeit von der injizierten Luftmenge. (Nach Haselhorst 1924)

Die Störung im kleinen Kreislauf pflanzt sich auf den großen Kreislauf fort. Es kommt zu einer Stauung im venösen und zu einem Druckabfall im arteriellen Schenkel des Körperkreislaufs mit daraus resultierender Minderdurchblutung. Diese hat eine Hypoxämieschädigung unterschiedlichen Ausmaßes sämtlicher

Organe zur Folge. Besonders gravierend ist diese Schädigung für die lebenswichtigen Organe Gehirn und Herz.

Im Herzen führt das Zusammentreffen der verminderten koronaren Durchblutung mit der Mehrbelastung durch den erhöhten pulmonalen Widerstand zu einer akuten Dilatation des rechten Ventrikels infolge Insuffizienz der minderversorgten Muskulatur. Gleichzeitig kann es wegen der arteriellen Minderversorgung des Zentralnervensystems zu einer Schädigung der Herz-Kreislauf- und Atemzentren in der Medulla oblongata kommen, so daß das terminale Herz-Kreislauf-Versagen aus der Überlagerung peripherer und zentraler Pathomechanismen entsteht.

Über die zur tödlichen venösen Luftembolie führenden Luftmengen gehen die Angaben in der Literatur weit auseinander. So schreiben Szabó u. Engart (1971):

Die beim Menschen tödliche Luftmenge schwankt nach Mueller (1975) und Prokop u. Göhler (1976) zwischen 70 und 130 ml. Abweichend davon sind beim Menschen nach Simpson (1974) 10 ml, nach Camps (1968) 60 ml und nach Ponsold (1967) 70 ml tödlich. Nach Gormson (1961) können zwischen 20 und 100 ml, nach Shapiro (1965) 100 ml eine tödliche Wirkung haben. Pioch (1960) berichtet über einen Fall, in dem 20 ml Luft ... intravenös injiziert ... den Tod verursachten. Werkgartner (1938) hat einen Kranken beschrieben, der nach einer intravenösen Injektion von 300 ml Luft starb.

Die Verfasser beschreiben sodann den Fall einer 35 Jahre alten Frau, die nach Injektion von 80 ml Luft in die linke Kubitalvene sofort bewußtlos wurde, nach einigen Minuten aber wieder aufklarte, subjektiv ein Gebrodel im Herzen wahrnahm, Druck in der Herzgegend, Schwindel- und geringes Erstickungsgefühl verspürte und nach 7 Tagen wieder völlig genesen war.

Die meisten Autoren geben also die zum Tode führenden Luftmengen zwischen 70 und 130 ml an, manchmal auch geringer. Dabei wird aber betont, daß die Geschwindigkeit des Lufteintritts mindestens ebenso entscheidend wirkt wie die Gesamtmenge. So werden im Tierversuch bei langsamer oder fraktionierter Injektion große Luftmengen gut vertragen. Diese Versuche erklären offenbar auch, daß Nemec (1935), der sich bis zu 10 ml Luft mit einer gewöhnlichen Injektionsspritze insufflierte, selbst nach 10 ml Luft nur eine „ganz leichte" Unruhe, „ein leicht angedeutetes Oppressionsgefühl" von 90 s Dauer und eine kurzfristig gering erhöhte Herzfrequenz registrierte. Andererseits geben Doerr u. Quadbeck (1969) an, daß die rasche und brüske Injektion von 10 ml Luft tödlich enden könne.

Neben der Luftmenge und der Eintrittsgeschwindigkeit der Luft ist sicher auch der Zustand der Lunge und des Herz-Kreislauf-Systems für die deletären Folgen der Luftembolie von Bedeutung. So schreibt Frey (1929):

Ein schon vorher in seinem Muskel- oder Klappenapparat weitgehend geschädigtes Herz wird bei der Anforderung zur Mehrarbeit, wie sie sich eventuell schon bei dem Vorhandensein größerer Luftmengen im Herzen ergibt, versagen. In einer Lunge, deren Gefäße durch krankhafte Prozesse zum Teil ausgeschaltet sind und als Strombahnen nicht mehr infrage kommen, genügen kleinere Luftmengen zur völligen Embolisierung als in funktionstüchtigen Atmungsorganen.

Die Auffassung, die venöse Luftembolie führe aufgrund einer Kreislaufunterbrechung in der Lunge zum sekundären Herzversagen (akutes Cor pulmonale), war nicht unwidersprochen geblieben. So vertrat Dudits (1933) nach physikalischen Modellversuchen die Ansicht, daß Luftblasen im Gefäßsystem kein Strömungshindernis bildeten (vgl. S. 21). Die Luft passiere in Form von Schaum ohne weiteres die Kapillaren des kleinen Kreislaufs, gelange ins linke Herz und werde mit dem arteriellen Blutstrom u. a. in die Koronararterien und schließlich in die Herzkapillaren verschleppt, wo sie krampfhafte Kontraktionen hervorrufe und die Diffusion von Nährstoffen und Gasen behindere. Es sei also als Todesursache ein primärer Herztod durch Ernährungsstörungen des empfindlichen Reizbildungs- und -leitungssystems des Herzens anzunehmen.

Mit Eder u. Gedigk (1974) vertreten wir aber heute die Meinung: „Der pathogenetische Mechanismus ist ähnlich wie bei der Fettembolie: Verstopfung der Lungenkapillaren mit embolisierten

Luftbläschen, Überdehnung des rechten Herzens durch ein schaumiges Luft-Blut-Gemisch, Hypoxämie mit erhöhter Gefäßpermeabilität auch in der Lungenstrombahn."

2.2 Arterielle Luftembolie

2.2.1 Eintritt der Luft in das Gefäßsystem

Bei der arteriellen Luftembolie gerät Luft in die Arterien des großen Kreislaufs. Der hohe arterielle Mitteldruck von durchschnittlich 90 mm Hg verhindert bei funktionierendem Kreislauf ein spontanes Eindringen von Luft in eine eröffnete periphere Arterie. Eine Luftembolie ist daher nur artefiziell bei Injektionen möglich (Arteriographie), die den intraarteriellen Druck überwinden. Über die Möglichkeit des spontanen Eindringens von Luft in eröffnete periphere Arterien bei herabgesetztem Druck, z. B. im Schock, liegen – soweit bekannt – keine Mitteilungen vor.

Anders verhält es sich, wenn Lunge oder Herz Ausgangsort einer Luftembolie werden. In den Lungengefäßen, die Bestandteil des sog. Niederdrucksystems sind, liegt der Druck überall über 20 mm Hg. Zudem sind diese Gefäße den Schwankungen des intrapulmonalen Drucks (s. Abb. 1) unterworfen. Wird nun zwischen der Luft der äußeren Atmosphäre und einem Gefäß aus der Strombahn der Vv. pulmonales eine Verbindung hergestellt, so kann Luft in das Gefäß übertreten, wenn sie sich unter einem Druck befindet, der höher als der Venendruck ist. Die Luft kann grundsätzlich auf 2 Wegen eindringen: von außen durch ein die Thoraxwand und die Lunge verletzendes offenes Trauma und von innen durch Übertritt von den lufthaltigen Anteilen der Lunge her. Letztere Möglichkeit kann – muß jedoch nicht – ein Trauma als Ursache haben.

Zur ersten Möglichkeit werden hier auch mißglückte ärztliche Eingriffe am Thorax gezählt. Im Schrifttum zur arteriellen Luftembolie überwiegen Veröffentlichungen über ihr Auftreten bei ärztlichen Eingriffen an der Lunge, z. B. Lobektomien, insbesondere aber bei der Anlage eines Pneumothorax. In der Ära der Tuberkulostatika sind diese Eingriffe heute selten geworden.

Eine weitere Möglichkeit, durch welche Luft infolge eines äußeren Traumas vom Respirationstrakt in die Strombahn der Vv. pulmonales übertreten kann, hat O. Schmidt 1929 beschrieben. Bei der Obduktion von 45 Leichen mit stumpfem Thoraxtrauma fand er 22mal Luft im Herzen oder in den Gefäßen, fast regelmäßig auch ein interstitielles Emphysem und gelegentlich Blutungen im Lungengewebe. Beide Befunde deuten darauf hin, daß bei der Einwirkung stumpfer Gewalt auf den Brustkorb Voraussetzungen für die Entstehung einer Luftembolie vorliegen: Die Drucksteigerung in der Lunge im Augenblick der Gewalteinwirkung führt wie beim Explosionstrauma zur Zerreißung von Alveolen und Gefäßen sowie zum Einpressen von Luft in das Gefäßsystem, die bei noch vorhandener Kreislauffunktion embolisch verschleppt wird. Versuche mit einem Kaninchen, bei dem durch 2 Hammerschläge gegen den Thorax ein interstitielles Emphysem, Blutungsherde in der Lunge und eine Luftembolie im linken Vorhof hervorgerufen werden konnten, stützen diese Hypothese.

Auch ohne jedes Trauma kann es zu einer von der Lunge ausgehenden Luftembolie kommen, wenn der intrapulmonale Druck ansteigt. Schon die Versuche von Bichat (1808) wiesen darauf hin, daß die Atemwege gegenüber dem Gefäßsystem nicht völlig gasdicht sind. Tierversuche von Ewald u. Kobert (1883) bestätigen, daß die Lunge bereits bei den unter physiologischen Bedingungen vorkommenden maximalen intrapulmonalen Druckwerten nicht luftdicht ist. Dabei entweicht die Luft sowohl in den Pleuraraum als auch in die Gefäße, ohne daß pathologisch-anatomische Veränderungen der Lungenstrukturen nachzuweisen sind. Es kommt nicht zur Ruptur von Alveolen, sondern die Luft diffundiert nach Erreichen einer bestimmten Dehnung der Alveolarwand in die umgebenden Kapillaren (Frey 1929; van Allen et al. 1929).

Dieser Mechanismus wurde herangezogen, um das Vorhandensein von Luft im linken Herzen Ertrunkener, Erhängter sowie künstlich Beatmeter zu begründen, da in solchen Fällen ein intrapulmonaler Druckanstieg zu verzeichnen ist (van Allen et al. 1929). Auch die zerebrale Symptomatik bei Keuchhustenanfällen, die „Keuchhusteneklampsie", kann als die Folge einer solchen Diffusionsluftembolie gedeutet werden (Doerr u. Quadbeck 1969). Zu einer Alveolenruptur kann es bereits ab einem Beatmungsdruck von 20 cm H_2O kommen. Diese Erkenntnis gewinnt Jobba (1979) durch die histologische Untersuchung der Lungen Neugeborener, die wegen Asphyxie maschinell mit Überdruck beatmet worden waren.

Eine starke intrapulmonale Drucksteigerung erfolgt auch, wenn Schwimmtaucher wegen eines defekten Atemgeräts schnell aus großer Tiefe auftauchen müssen. Sie sind dann einer Gefährdung nicht nur durch den im Körper frei werdenden Stickstoff, sondern auch durch die noch in der Lunge befindliche Luft ausgesetzt. Dieses Luftvolumen nimmt gemäß des physikalischen Gesetzes $p \cdot V = const.$ proportional der Druckabnahme zu. Gelingt es nicht, die Luft in gleichem Maße auszublasen, in dem sich ihr Volumen vergrößert, so führt der steigende intrapulmonale Druck ab einer Höhe von ca. 100 cm H_2O zu einer Überdehnung der Alveolen: Sie werden undicht und zerreißen bei weiterem Druckanstieg. Neben einem Mediastinal- und einem subkutanen Emphysem im Halsbereich kann eine zerebrale Luftembolie die Folge sein (Moslener 1960).

Lufteintritt bei Eingriffen am Herzen

Nach Klinner et al. (1968) diskutierte bereits 1813 der französische Arzt Le Gallios in seiner Monographie *Expériences sur le principe de la vie* die Möglichkeit, einen Organismus durch mechanische Weiterführung der Blutzirkulation am Leben zu erhalten. Aber erst Gibbon Jr. gelang es 1937, einen Tierkörper insgesamt mit Erfolg zu infundieren. Unter seiner Leitung gelang schließlich am 6. Mai 1953 die erste erfolgreiche Operation am Herzen eines

Menschen mit Hilfe des extrakorporalen Kreislaufs (Baust 1971).
Fünf Jahre später führte Zenker am 19.2. 1958 die erste Operation
in der Bundesrepublik Deutschland am offenen Herzen eines
Menschen durch.

Die Technik des extrakorporalen Kreislaufs hat sich innerhalb
weniger Jahre so rasch entwickelt, daß extrakorporale Perfusionen
heute Routinemethoden darstellen. Zu den Komplikationen zäh-
len die Partikel- und Luftembolien, die sowohl während als auch
nach der Perfusion auftreten können. Zur Vermeidung der Parti-
kelembolien werden Filter im arteriellen Schenkel des extrakorporalen Kreislaufs verwendet (Gschnitzer 1976).

Seit Entwicklung der offenen Herzchirurgie mit Hilfe des extrakorporalen Kreislaufs vergeht kein Jahr, ohne daß Publikationen
erscheinen, die sich mit dem Problem der arteriellen Luftembolie
befassen. Dies ist einerseits der Beweis, daß die offene Herzchirurgie bei weitem die größte Quelle solcher Embolien geworden ist,
andererseits aber ein Zeugnis dafür, daß vollkommen befriedi-
gende Maßnahmen zur Verhütung dieses zuweilen letalen Ereig-
nisses noch nicht gefunden und hinreichend erprobt sind. Diese
unbefriedigende Situation stellt sowohl für den Herzchirurgen als
auch für den Anästhesisten ein permanentes Problem dar (Girgis
1981).

Technische Mängel und Bedienungsfehler an der Herz-Lungen-
Maschine können neben dem Eindringen atmosphärischer Luft in
das offene Herz eine Luftembolie verursachen. In Frage kommen
hierfür Bubble- oder Scheibenoxygenatoren (Kessler u. Patterson
1970; Lawrence et al. 1972; Simmonds et al. 1972) einschließlich
nicht entlüfteter Schläuche und Anschlüsse (Stewart et al. 1977)
oder die Verwendung sog. Vents, d.h. Entlüftungsschläuche
(Najafi et al. 1975; Marco u. Berner 1977). Eine weitere Gefahrenquelle stellt die Hypothermie dar, weil mit sinkender Temperatur die
Löslichkeit von Sauerstoff steigt, so daß bei zu schneller Erwär-
mung die Gefahr einer Gasembolie ähnlich wie bei der Caissonkrankheit (vgl. 2.4) heraufbeschworen wird (Pollard et al. 1961).

Die Luft, die intra- oder postoperativ bei einem Eingriff am offenen Herzen in das arterielle System des Operierten eindringt, stammt aus 2 Hauptquellen: zum einen aus der Herz-Lungen-Maschine bei technischen Defekten oder Bedienungsfehlern, zum anderen – was weit häufiger ist – aus der Kardiotomie. Die dann in das arterielle System eingedrungene Luft birgt 2 Hauptgefahrenmomente in sich: die *koronare* und die *zerebrale* Embolie. Die *koronare* Luftembolie ist häufiger, wenn auch weniger gefährlich als die zerebrale. Ihr häufigeres Auftreten erklärt sich damit, daß sie nicht nur beim Wiedereinsetzen der normalen Herzaktion am Ende der Operation beobachtet wird, sondern auch bei koronarer Perfusion während der Operation. Ihre gegenüber der zerebralen Luftembolie geringere Gefährlichkeit ergibt sich aus der Tatsache, daß sie leichter diagnostiziert werden kann und somit sofort eingeleiteten therapeutischen Maßnahmen zugänglich ist. Die koronare Luftembolie kann vom Operateur in situ optisch, durch Veränderungen im Elektrokardiogramm sowie durch die verspätete Wiederherstellung normaler hämodynamischer Verhältnisse diagnostiziert werden. Vor allem aber bei massiver Embolisation der Koronarien mit Luft kann sie das Absetzen der extrakorporalen Zirkulation verzögern und sogar zu einem letalen Ausgang führen.

Die *zerebrale* Luftembolie stellt eine wesentliche Ursache postoperativer neurologischer Störungen dar. Ihre Folgen können zu bleibenden diffusen zerebralen Schäden und zum Tod führen. Trotzdem ist die Prognose der zerebralen Luftembolie relativ günstig, weil die Ausfallserscheinungen sich u. U. innerhalb von Stunden oder Tagen teilweise oder vollständig zurückbilden. Auch die Folgen einer massiven zerebralen Luftembolie zeigen eine Besserungstendenz, die sich über Monate erstrecken kann (Gschnitzer 1976). Entsprechend der Lagerung der Patienten auf dem Operationstisch betreffen die neurologischen Schäden vorwiegend die vorderen Hirnabschnitte.

Die Hauptquelle der intra- und unmittelbar postoperativ auftretenden Luftembolie ist Luft, die sich intraoperativ in Teilen des linken Ventrikels, des linken Vorhofs, der Lungenvenen sowie in der aszendierenden Aorta ansammelt.

Als Maßnahmen zur Verhütung koronarer und zerebraler Luftembolien dienen die intraoperative Ruhigstellung des Herzens, die elektrisch, hypothermisch oder chemisch herbeigeführt werden kann, Vents oder Entlüftungsschläuche im linken Ventrikel und in der aszendierenden Aorta sowie Aspirationsnadeln. Zusätzlich ist von mehrmaligem Ausmelken des Herzens bei gleichzeitigem Auspressen der Lunge durch bronchialen Überdruck und bei liegendem Vent berichtet worden (Gschnitzer 1976). Außerdem kann Kopftieflage zur Vermeidung einer zerebralen Luftembolie Anwendung finden. Mittels Ultraschalldetektoren am Truncus brachiocephalicus lassen sich Luftblasen entdecken, bevor sie die Hirngefäße erreichen.

2.2.2 Embolische Verschleppung der Luft

Die in eine Pulmonalvene eingedrungene Luft wird mit dem Blutstrom rasch in den linken Vorhof transportiert, in der Diastole in den linken Ventrikel gesaugt und systolisch in die Aorta ausgeworfen. Die Tatsache, daß bei Obduktionen Luft nicht nur in den Arterien, sondern auch im linken Herzen gefunden wird, deutet darauf hin, daß im Verlauf einer tödlichen Luftembolie die Kontraktionskraft des Herzens erlahmt, bevor die Luft vollständig ausgeworfen worden ist. Eine andere mögliche Erklärung wäre das rückläufige Eindringen bereits ausgeworfener Luft in das linke Herz nach eingetretenem Herzstillstand. Grundsätzlich kann die Luft zwar mit dem Blutstrom in jede Arterie des großen Kreislaufs verschleppt werden; wegen der Einwirkung der Schwerkraft ist jedoch die Lage der von der Aorta abgehenden Gefäße und die Lagerung des Patienten von großer Bedeutung für den Weg, den die Luftblasen im Gefäßsystem nehmen.

Van Allen et al. (1929) unterscheiden nach der Lagerung des Versuchstieres (Hund) 3 Verteilungstypen:

Bei *horizontaler Lage* wirkt der gegenüber dem absteigenden Anteil der Aorta höher gelegene Aortenbogen als „Luftfalle", so daß der größte Teil der eingedrungenen Luft in die Gefäßabgänge des Kopfes und der oberen Extremitäten strömt. Ein kleinerer Anteil der Luft verteilt sich auf die übrigen Arterien des Körpers;

bei *vertikaler Lage mit Kopftieflage* wird die Luft im Stamm der Aorta, in den Arterien der unteren Extremitäten und in erheblichem Maße in den Koronarien gefunden;

bei *vertikaler Lage mit Kopfhochlage* sammelt sich, abgesehen von einem geringen Anteil in den Koronarien, die gesamte eingedrungene Luft in den Arterien der oberen Extremitäten, des Halses und des Kopfes.

Auf den Menschen bezogen bedeuten diese Versuchsergebnisse, daß die aus der Aorta nach vorn abgehenden Arterien, welche sich beim liegenden Patienten oben befinden, besonders gefährdet sind. Nicks (1969) bezeichnet die rechte Koronararterie, die frontoparietalen Hirnarterien und die Mesenterialarterien als besonders vulnerabel. Weiterhin läßt sich vermuten, daß durch aufgerichtete Haltung eine zerebrale Luftembolie begünstigt wird.

Ein weiterer Gesichtspunkt, der für den Weg der Luft im Körper eine Rolle spielt, ist die Gefäßversorgung der Lunge. Neben den Vasa publica (Aa. und Vv. pulmonales) besitzt die Lunge als Vasa privata die Aa. und Vv. bronchiales. Da die vorderen Bronchialvenen in das linke, die hinteren jedoch in das rechte Herz münden, kann bei Verletzung dieser Gefäße mit Lufteintritt, je nach den Abflußverhältnissen, Luft im rechten oder linken Herzen gefunden werden, also eine venöse oder eine arterielle Luftembolie entstehen (O. Schmidt 1930).

Auf die Bedeutung einer möglichen Umkehr des Blutstroms in der Lunge weisen Tremonti u. Halka (1972) hin. Sie sahen einen Patienten, bei dem es entweder durch spontane Ruptur infolge Asthma bronchiale oder im Rahmen einer künstlichen Beatmung zur Ruptur von Alveolen gekommen war. Es entstand sowohl ein Subkutan- als auch ein Mediastinalemphysem. Unter den akut auftretenden Symptomen der Dyspnoe und Zyanose erfolgte der Herzstillstand. Die Obduktion zeigte überraschenderweise blutigen Schaum in der A. pulmonalis, im rechten Herzen und in der V. cava. Nach Ansicht der Autoren hatte das Mediastinalemphysem den intrapulmonalen Druck derart erhöht, daß es zu einer Stromumkehr in der A. pulmonalis kam und die Luft retrograd in das rechte Herz gelangen konnte.

Das Kapillarbett des großen Kreislaufs erweist sich für die im Rahmen der arteriellen Luftembolie in die Peripherie verschleppten Luftblasen als Hindernis, auch wenn ein Teil der in eine Arterie eingedrungenen Luft nach etwa 1 min in den Venen und im rechten Herzen erscheint. Da das Kapillarbett der Lunge die Luft normaliter nicht passieren läßt (vgl. 2.1.2), bleiben die Luftblasen in den Zweigen der A. pulmonalis stecken, von wo sie durch Ausscheidung in die Alveolen gelangen sowie infolge Absorption durch Blut und Gewebe allmählich verschwinden. Frey (1929) führt die unterschiedliche Durchlässigkeit der beiden Kapillarsysteme darauf zurück, daß in den Arterien des großen Kreislaufs ein wesentlich höherer Druck herrscht (120–160 mm Hg) als in den Arterien des kleinen Kreislaufs (15–20 mm Hg).

2.2.3 Pathophysiologische Folgen

Die Auswirkungen der arteriellen Luftembolie zeigten van Allen et al. (1929) an einem Hund, dem sie innerhalb von 3 min 86 ml Luft (3,9 ml/kg) in eine Pulmonalvene injizierten. Der Hund befand sich in horizontaler Position. An einer Femoralarterie wurde mit einer Kanüle und einem daran angeschlossenen Quecksilbermanometer der Blutdruck ermittelt. Synchron mit der Luftinjektion stieg der Blutdruck an, der nach Einfüllen der gesamten Luftmenge sein Maximum von 142 mm Hg über dem Normalwert von 90 mm Hg erreichte. Ab diesem Zeitpunkt sank der Blutdruck in Sprüngen bis zur 18. Minute auf Null. Die Atmung wurde nach 2 min keuchend, gefolgt von periodischem Stillstand bis zum endgültigen Atemstillstand nach 15 min, also vor dem Herz-Kreislauf-Stillstand. Der Puls blieb bis zur 14. Minute regelmäßig und kräftig, wurde danach zunehmend schwächer. Nach 18 min stand das Herz still.

Die in den Arteriolen und Kapillaren befindliche Luft wirkt offensichtlich als Kreislaufhindernis. Darauf weist der im Tierversuch beobachtete, gleichzeitig mit der Luftinjektion erfolgende Blutdruckanstieg im großen Kreislauf hin. Sorgo (1939) vermutet zusätzliche Auswirkungen auf den Druck durch begleitende reflektorische Gefäßspasmen.

Die Verweildauer der Luft in den einzelnen Gefäßabschnitten wird von van Allen et al. (1929) wie folgt charakterisiert: Die Luft bleibt einige Sekunden in den Pulmonalvenen und im linken Herzen, nicht länger als eine halbe Stunde in den Koronararterien, mehrere Stunden in den peripheren Arterien, eine kürzere Zeit in den großen Venen, im rechten Herzen und in den Pulmonalarterien. Die Verweildauer der Luft in einem Gefäß sowie Vorhandensein und Ausmaß eines Kollateralkreislaufs sind entscheidend für den Grad der Gewebsschädigung durch Hypoxie bzw. Anoxie.

Es herrscht überwiegend Einigkeit darüber, daß die arterielle Luftembolie in allen Körperregionen lediglich vorübergehende Funktionsstörungen hervorruft außer am Herzen und im Gehirn, wo sie tödlich verlaufen kann. Van Allen et al. (1929) unterscheiden daher bei den lebensbedrohlichen Fällen der arteriellen Luftembolie eine *kardiovaskuläre* von einer *neuromuskulären* Symptomatik.

Nach Nicks (1969) variieren die resultierenden pathologisch-anatomischen Schäden vom hämorrhagischen Ödem in leichten Fällen bis zu ausgedehnten fokalen Gewebsnekrosen in schweren Fällen der Luftembolie. Da das Gefäß im Gegensatz zur Thrombembolie offen bleibt und die Zeit der Gewebsanoxie oft kurz ist, außer bei großen Luftmengen, ist die Erholung schneller und vollständiger als beim Verschluß des Gefäßlumens durch Thromben.

Am Herzen werden geringe Verminderung der Auswurfskraft durch lokale Ischämie, aber auch ernste Beeinträchtigung der Herzleistung durch Infarzierung des Myokards sowie Rhythmusstörungen, Kammerflimmern und totaler Herzblock beobachtet.

Im Gehirn rufen die fokalen hämorrhagischen Ödeme und
Gewebsnekrosen eine Reihe von neurologischen Symptomen hervor, die im Schweregrad von Schläfrigkeit und kleineren Ausfällen
über Koma, Nausea, Epilepsie vom Jackson-Typ bis zu generali-
sierten Krampfanfällen und zum Hirntod reichen. Man findet die
Läsionen am häufigsten in den frontoparietalen Regionen und in
den Stammganglien. Zu den auf eine zerebrale Luftembolie hin-
weisenden Symptomen kann auch vorübergehende Blindheit
gehören (Walsh u. Goldberg 1940).

Theoretisch kann der plötzliche Tod bei der arteriellen Luftembolie sowohl durch kardiale als auch durch zerebrale Funktionsstörungen eintreten. Gundermann (1921) sah Ausfallserscheinungen von seiten des Herzens vor der zerebralen Symptomatik und
nimmt daher den Koronartod als Todesursache an. Brauer (1912)
schreibt den Tod der zerebralen Luftembolie zu, da die neurologi-
sche Symptomatik vorherrsche und der Atemstillstand i. allg. vor
dem Herzstillstand erfolgte, wonach ein Erstickungstod vorliege.

Die zur tödlichen arteriellen Luftembolie führenden Luftmengen sind wesentlich geringer als bei der venösen Luftembolie.
Mengen, die vom rechten Herzen noch gut vertragen werden, führen nach Eindringen in das linke Herz sofort zum Tode. Injektionen von wenigen ml Luft führten im Tierversuch sofort zum Tod
(Wever 1914; Gundermann 1921). Der Unterschied erklärt sich
dadurch, daß der Tod bei der venösen Luftembolie durch Verlegung der Pulmonalarterien erfolgt, wozu eine wesentlich größere
Luftmenge erforderlich ist, während bei der arteriellen Luftembolie die Todesursache in einer Embolisierung einzelner kleiner, aber
lebenswichtiger Arterien des Gehirns oder Herzens zu sehen ist.

2.3 Gekreuzte oder paradoxe Luftembolie

Wenn die Luft nach Eindringen in den venösen Schenkel des großen Kreislaufs unter Umgehung der Lungenkapillaren in das linke
Herz gelangt, spricht man von einer gekreuzten oder paradoxen

Luftembolie. Dieses Ereignis ist möglich bei offenem Foramen ovale oder pulmonalen arteriovenösen Shunts (Eder u. Gedigk 1974). Man kann damit rechnen, daß bei jedem 3. oder 4. Menschen ein offenes Foramen ovale besteht (Herxheimer 1914; Hanser 1921; Kaufmann 1924, zit. nach Steindl 1924), ohne daß dadurch kardiale Symptome verursacht würden. Es könnte deshalb auch jeder 3. oder 4. Luftemboliefall theoretisch den Verlauf einer paradoxen Luftembolie nehmen, doch scheint dieses Ereignis wesentlich seltener zu sein. Da im linken Vorhof der Druck um ca. 5 mm Hg höher ist als im rechten, wird der freie Rand des Foramen ovale gegen das Septum secundum gedrückt und die Öffnung dadurch ventilartig verschlossen (Gross u. Schölmerich 1973). Eine Durchtrittsmöglichkeit für Blut oder Luft durch die Vorhofscheidewand besteht demnach nur, wenn der Druck im rechten Vorhof über den des linken ansteigt und damit der Ventilmechanismus aufgehoben wird oder wenn ein echter Septumdefekt besteht.

Nach Beneke (1913) fördert der bei venöser Luftembolie im rechten Herzen ansteigende Druck bei gleichzeitigem Druckabfall im linken Herzen den Durchtritt der Luft von rechts nach links; ein Übertritt in die umgekehrte Richtung sei jedoch grundsätzlich möglich. Frey (1929) führt die Tatsache, daß die Luft bei offenem Foramen ovale nicht immer ins linke Herz gelangt, vorwiegend auf die unterschiedlichen Größen der Öffnungen zurück. Die gekreuzte Luftembolie erweist sich als besonders gefährlich, weil sie die leichtere Eindringungsmöglichkeit der venösen Luftembolie mit den deletären Folgen der arteriellen, nämlich Tod durch sehr geringe Luftmengen infolge koronarer oder zerebraler Embolie, vereinigt.

2.4 Die Caissonkrankheit als Sonderfall der Gasembolie

Im Gegensatz zu den vorher geschilderten Fällen, in denen eine Gas- oder Luftembolie durch von außen in den Kreislauf eingedrungene Gase ausgelöst wurde, entsteht die Gasembolie bei der Caissonkrankheit durch Gasblasen, die sich innerhalb des Gewebes und der Körperflüssigkeiten bei rascher Druckabnahme bilden.

Über die Ursachen dieser im Amerikanischen „bridge disease" genannten Krankheit schrieb der Tübinger Physiologe und Chemiker Hoppe-Seyler 1858: „Wird der Druck der atmosphärischen Luft, bei welchem ein Tier sich einige Zeit befunden hat, schnell erheblich erniedrigt, so strömt nicht allein mehr und mehr vom absorbierten Gas in die Lungenluft über, sondern es kann der Fall eintreten, daß dies Entweichen nicht schnell genug vor sich geht und Gase in den Blutgefäßen selbst frei werden."

Infolge des hohen Luftdrucks im Caisson erfolgt eine Mehraufnahme von Luftgasen in die Körperflüssigkeit. Die Gasmenge, die maximal gelöst werden kann, hängt grundsätzlich ab von der Temperatur, der Art der Flüssigkeit und dem Partialdruck der betreffenden Gase. Die Sättigung der gelösten Gasmenge verhält sich nach dem Henryschen Gesetz $p = c \cdot k$ proportional dem Gaspartialdruck p über einer Flüssigkeit, wobei c die Konzentration im Lösungsmittel und k eine Flüssigkeitskonstante bezeichnen. Wird nun der Druck rascher vermindert als die gelösten Gase ausgeschieden werden können, so tritt eine Stauung der Gase im Organismus auf. Sie werden aus dem Zustand der Absorption befreit und erscheinen in Form von Blasen in der Körperflüssigkeit. Dabei bestehen die entbundenen Gase vorwiegend aus Stickstoff, während Sauerstoff und Kohlendioxid kaum beteiligt sind. Heute besitzt die durch Arbeit im Caisson ausgelöste Krankheit praktisch nur noch historisches Interesse. Statt dessen wird sie in zunehmendem Maße, entsprechend der wachsenden Beliebtheit von Preßluftschwimmtauchgeräten, bei Sporttauchern beobachtet.

Ab einer Tauchtiefe von 12 m besteht bei der Verwendung stickstoffhaltiger Atemgase die Gefahr der Caissonkrankheit (Moslener 1960). Die Gefahr wächst mit zunehmender Tauchtiefe und -dauer, da die Menge des in den Körperflüssigkeiten gelösten Stickstoffs eine Funktion des äußeren Drucks (Tauchtiefe) und der Einwirkungsdauer (Tauchzeit) ist, wobei das Blut und die verschiedenen Gewebe unterschiedlich große Absorptionskoeffizienten für Stickstoff aufweisen. Dabei werden die Beschwerden nicht durch den gelösten Stickstoff verursacht, sondern durch den bei zu rascher Druckabnahme infolge zu hastigen Auftauchens in Gasform frei werdenden Stickstoff, der überall in Form kleiner Blasen auftritt, wohin er mit dem Blutstrom gelangt ist. Das Ausmaß der Durchblutung ist für die Verteilung des Gases und damit für die Symptomatik verantwortlich. Der gasförmige Stickstoff wird also zunächst in der Blutbahn, dann in den gut durchbluteten Geweben und zuletzt in Sehnen, Bändern und Knorpel erscheinen.

Nach Männche (1968) gibt es neben der embolischen auch eine autochthone Gasblasenbildung, wobei letztere nach Schubert u. Grüner (1939) offenbar vornan rangiert. Vergrößerungen der Flüssigkeitsoberfläche durch Strukturelemente des Gewebes als Voraussetzung für die Bildung von Gaskernen und für die unterschiedlichen Löslichkeiten der Gase in Blut und Gewebe sprechen dafür. So wird Stickstoff aus Lipoiden nur verzögert in den Blutstrom abgegeben.

Folgende Symptomatik wird dabei hervorgerufen:

- „Taucherflöhe", Bläschen in der Subkutis, die Durchblutungsstörungen der Haut und Parästhesien erzeugen;
- „Bends", Gelenkschmerzen durch Dehnung der Kapseln größerer Gelenke;
- abdominelle Beschwerden durch Ausdehnung von größeren Blasen im Fettgewebe; besonders betroffen sind Bauchdecken und Netz adipöser Taucher;

- Ausfälle und Funktionsstörungen des Nervensystems und der Sinnesorgane durch Blockade von Nervensträngen, hervorgerufen durch Gasblasen im Fett des Nervengewebes; die Erscheinungen können bis zur kompletten Querschnittslähmung reichen;
- Arthrosis deformans als Spätfolge von Knocheninfarkten in der Nähe von Gelenken der großen Röhrenknochen;
- Gasembolie durch im Blut zirkulierende Blasen, die je nach dem Ort des durch sie verursachten Gefäßverschlusses verschiedenartige Krankheitsbilder hervorrufen: Lungenembolie, Herzinfarkt und apoplektiformes Krankheitsbild;
- evtl. völlige Unterbrechung des Blutstroms durch zusammenströmende Blasen, die eine Herztamponade bewirken können.

Das Auftreten dieses gefürchteten Krankheitsbildes ist am besten durch langsame Dekompression bei langsamem oder stufenweisem Auftauchen zu verhindern. Sind diese Erscheinungen jedoch bereits aufgetreten, so hilft nur die sofortige Rekompression in einer Druckkammer.

In neuerer Zeit haben Berichte über Zwischenfälle bei der hyperbaren Sauerstofftherapie erneut auf das Problem der zu raschen Dekompression hingewiesen. Es muß heute als ärztlicher Kunstfehler angesehen werden, wenn bei Behandlung mit Sauerstoffüberdruck in Druckkammern, die ohnehin abgesehen von der Therapie des Gasbrandes und der Kohlenmonoxidvergiftung in ihrer Wirksamkeit umstritten ist, der Druck in der Kammer schlagartig auf den atmosphärischen Druck erniedrigt wird (Hohmeyer 1976).

Adebahr hat 1971 Vorschläge zur Therapie und Prophylaxe der Caissonkrankheit unterbreitet. Direkte Auswirkungen auf den Kreislauf, nämlich die mechanische Verlegung des Blutstroms durch Gasansammlung, seien durch direkte mechanische Eingriffe, z. B. eine Ventrikelpunktion, zu beheben. Indirekte Folgen der Caissonkrankheit bestünden in einer Störung der Mikrozirkulation wie bei den meisten Schockformen. Adebahr schlägt daher eine der modernen Schockbekämpfung entsprechende Therapie vor und regt an, die von ihm beobachtete Neigung zur Thrombozytenaggregation in den kleinen Gefäßen bereits prophylaktisch durch die Gabe von Acetylsalicylsäure an den gefährdeten Personenkreis (Berufstaucher) zu steuern.

3 Methoden zum Nachweis der Luftembolie

3.1 Physikochemische Luft- bzw. Gasnachweise

3.1.1 Nachweistechnik nach Mercier (1837)

Den Nachweis einer Luftembolie führte erstmals Mercier im Jahre 1837. Während einer Operation wurden Pfeifgeräusche vernommen; anschließend trat der Exitus des Patienten ein. Bei der Autopsie wurde ein ungewöhnlich weiches und elastisches Herz getastet und die Vermutung auf eine Gasfüllung des Herzens geäußert. Im rechten Vorhof und in der rechten Kammer wurde tatsächlich Gas gefunden, welches gesammelt und der Gasanalyse zugeführt wurde. Mercier schildert die Nachweistechnik wie folgt:

Der mediastinale Anteil des Thorax wurde mit Wasser angefüllt, so daß das Herz in der Mitte dieses Bassins vollständig untertauchte, anschließend ein Meßbecher mit Wasser gefüllt und mit der nach unten gedrehten Öffnung in dieses Bassin eingetaucht. Danach wurden aus dem großzügig inzidierten rechten Ventrikel 11 ml Gas gewonnen und asserviert, wobei einige Blasen verlorengingen.

3.1.2 Klassische Nachweistechnik nach Richter (1905)

Die Technik zum Nachweis der Luftembolie nach Mercier (1837) blieb in der Folgezeit offenbar unbeachtet, bis Richter (1905) die noch heute im wesentlichen angewandte Methode entwickelte. Wörtlich heißt es bei Richter (1914):

Der Befund ist nur an frischen Leichen zu erheben und bei entsprechender Sektionstechnik zu verwerten. Der Schädel darf nicht vor der Brusthöhle eröffnet werden. Das Brustbein wird, um eine Verletzung der Claviculargefäße zu vermeiden, nur bis unterhalb der 2. Rippe herausgenommen, das Herz nach Eröffnung des Herzbeutels besichtigt, palpiert, perkutiert. Dann wird nach Anfüllung des Herzbeutels mit Wasser die rechte Herzkammer unter Wasser angestochen, wobei sich Luftblasen verschiedener Größe in verschiedener Zahl entleeren. Man drücke auch auf den Stamm der A. pulmonalis, weil sich hier Luftblasen finden können, während das Herzblut frei von solchen ist.

Das Blut fand ich immer flüssig, was nicht auffällig ist, weil das Blut, welches man bei der Obduktion in den rechtsseitigen Herzhöhlen findet, erst durch postmortale Blutwanderung hineingelangt ist. Wahrscheinlich ist das rechte Herz im Augenblick der Luftembolie blutleer. Auch im linken Vorhof und in der linken Kammer wurde öfters Luft gefunden – offenes Foramen ovale? Durchtritt durch die Lungenkapillaren? Unzweckmäßige Sektionstechnik? –; auf Luft in den Coronargefäßen, in den Meningealgefäßen ist dann auch zu achten ...

3.1.3 Nachweistechnik nach W. K. Schmidt (1979)

Die Methode von Richter, nach welcher bislang in der Regel auf Luftembolie geprüft wird, erlaubt 1) keine Differenzierung in Luft oder Gas und 2) nur eine grob quantitative Messung des Volumens. Deshalb hat man sich in den letzten Jahrzehnten immer wieder bemüht, zur exakten Beantwortung dieser Fragen spezielle Methoden zu entwickeln. Hier sind als Autoren zu nennen: Dyrenfurth (1924, 1926, 1927); O. Schmidt (1929, 1930); Werkgartner (1938); Meixner (1939); Roer u. Dockhorn (1951); Erben u. Nadvornik (1963); Pierucci et al. (1967).

Trotz aller ideenreicher Entwicklung blieb die Praktikabilität beschränkt. Deshalb erhielt W. K. Schmidt hier im Institut für Gerichtliche Medizin der Universität Tübingen den Auftrag, ein Gerät zu entwickeln, welches folgenden Forderungen gerecht werden sollte:

– vollständiges Auffangen des Gases aus den Herzkammern und Vorhöfen ohne Kontamination mit der Umgebungsluft;

– einfache Messung des gewonnenen Gasvolumens;

- Transportierbarkeit des Gerätes zur Verwendung bei Außensektionen;
- leichtes Umfüllen des Gases in Transportbehälter und damit kontinuierliche Verwendbarkeit des Gerätes;
- hohe Praktikabilität bei geringem Zeitaufwand.

Beschreibung des Aspirometers

Das Aspirometer besteht aus 2 größeren Teilen, dem Meßzylinder und dem Irrigator (Abb. 5).

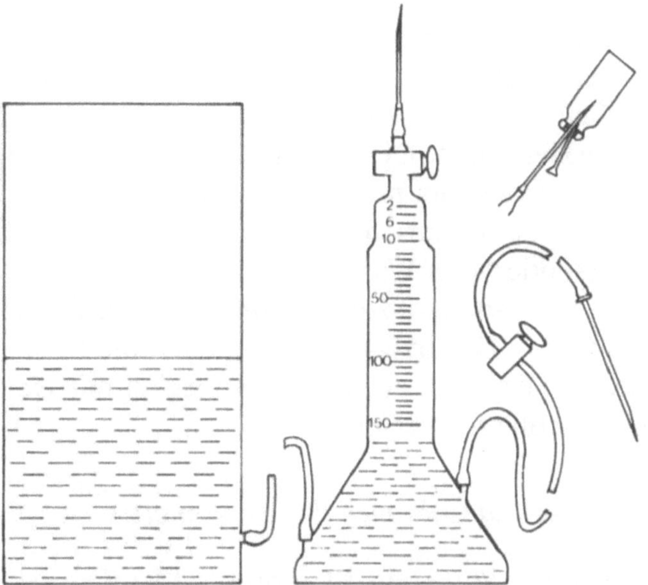

Abb. 5. Das für die hier vorliegende Untersuchung neu entwickelte Aspirometer. (Nach Schmidt 1979)

Der Meßzylinder hat einen Teil in 2 ml-Graduierung für das Quantum von 10 ml und einen Teil in 5 ml-Graduierung für das Quantum von 140 ml Gas, so daß bis zu 150 ml Gas exakt gemessen werden können. Er steht auf einem ca. 450 ml fassenden

Kegel, der 1) Standfestigkeit bietet und 2) in seinem Hohlraum die sichere Abscheidung des gewonnenen Gases in den Meßzylinder erlaubt. Nach oben hin wird der Meßzylinder durch Schlauchanschluß und Hahn abgeschlossen. Auf den Schlauchanschluß wird mittels eines kurzen Gummischlauches eine Injektionsnadel gesteckt, um damit die gewonnene Luft in die kleinen, mit doppelt destilliertem, keimfreiem Wasser gefüllten und mit einem Septum verschlossenen Head-space-Ampullen umzufüllen.

Am Kegel befinden sich 2 Schlauchanschlüsse. Zum oberen führt ein ca. 50 cm langer Gummischlauch mit zwischengeschaltetem Hahn, an dessen freiem Ende sich eine Kanüle mit einem Innendurchmesser von 2 mm befindet. Der zweite Schlauchanschluß wird mit dem Irrigator verbunden.

Der Irrigator besteht aus Kunststoff. Knapp über dem Boden ist ein Schlauchanschluß eingelassen. An dem Irrigator befinden sich 2 Markierungen: Die erste, bis zu der der Irrigator vor der Füllung des Aspirometers mit Wasser gefüllt werden sollte, befindet sich oben an der Innenseite. Die zweite, untere und äußere Markierung repräsentiert den Wasserstand im Irrigator nach Füllung des Aspirometers und dient zur Messung der wahren Menge des gewonnenen Gases. Der Irrigator hat zugleich die Funktion des Transportgefäßes. Dazu ist er mit einem Deckel mit Henkel und 2 Schnallenverschlüssen versehen.

Funktion und Gebrauch des Aspirometers

Folgendes Vorgehen ist erprobt: Der Deckel des Gerätes wird abgenommen, so daß Kanülen, Zwischenstück, Schläuche und Meßzylinder aus dem Irrigator herausgenommen werden können. Am unteren Schlauchanschluß des Kegels wird der lange Verbindungsschlauch angesetzt und an seinem anderen Ende mit dem Irrigator verbunden. Auf den oberen Anschluß wird der kürzere Schlauch mit Hahn und Kanüle gesteckt. Der Hahn ist geöffnet. Dann füllt man den Irrigator bis zur Höhe der inneren Marke mit Wasser. Wenn er hochgehalten wird, füllt sich das Aspirometer ebenfalls. Sobald Wasser aus der „Herzkanüle" fließt, wird der zugehörige Hahn geschlossen. Der Meßzylinderabschlußhahn kann bereits geöffnet sein, notfalls wird er jetzt geöffnet. Das Gerät füllt sich jetzt bis in die aufgesteckte kleine Kanüle. Sobald auch aus dieser Kanüle Wasser tritt, wird der Hahn geschlossen. Wird der Irrigator jetzt auf den Boden gestellt, herrscht im System ein Unterdruck von 60–80 cm H_2O, abhängig von der Höhe der Herzkanülenspitze.

Nach dieser Vorbereitung ist das Gerät einsatzbereit (Abb. 6). Die Nadel wird in das nach Richter vorbereitete Herz eingestochen und der Hahn für die „Herzkanüle" geöffnet. Der vorhandene Unterdruck saugt nun den Inhalt der angestochenen Kammer in den Kegel, vorhandenes Gas scheidet sich ab und sammelt sich im Meßzylinder. Zeigt sich im Kegel oder im Hahn keine Strömung mehr, wird der Hahn an der Kanüle wieder geschlossen. Enthält die Herzkammer Gas, wird als nächstes der Irrigator hochgehoben und die äußere Markierung auf die Höhe des Wasserspiegels im Meßzylinder gebracht. Jetzt kann das wahre Volumen, welches von der augenblicklichen Temperatur und dem herrschenden Luftdruck abhängig ist, abgelesen werden. Ist der Wert notiert, wird auf die Abfüllkanüle eine mit bidestilliertem, keimfreiem Wasser gefüllte Head-space-Ampulle aufgesteckt, eine zweite herkömmliche Injektionsnadel durch das Septum gestoßen, der Irrigator höher als die Ampulle gehalten und der Hahn geöffnet (Abb. 6).

Vom gewonnenen Gas werden sodann je nach Menge das Ganze oder höchstenfalls 15 ml abgefüllt. Luft oder Gas verdrängen das vorhandene Wasser aus dem Transportgefäß über die zweite Injektionsnadel. Jetzt wird der Hahn wieder geschlossen, der Irrigator abgestellt und die Ampulle abgezogen. Durch Anheben des Irrigators und Öffnen des Hahnes läßt sich das Gerät sodann wieder mit Wasser füllen, und die 2. Herzkammer kann geprüft werden.

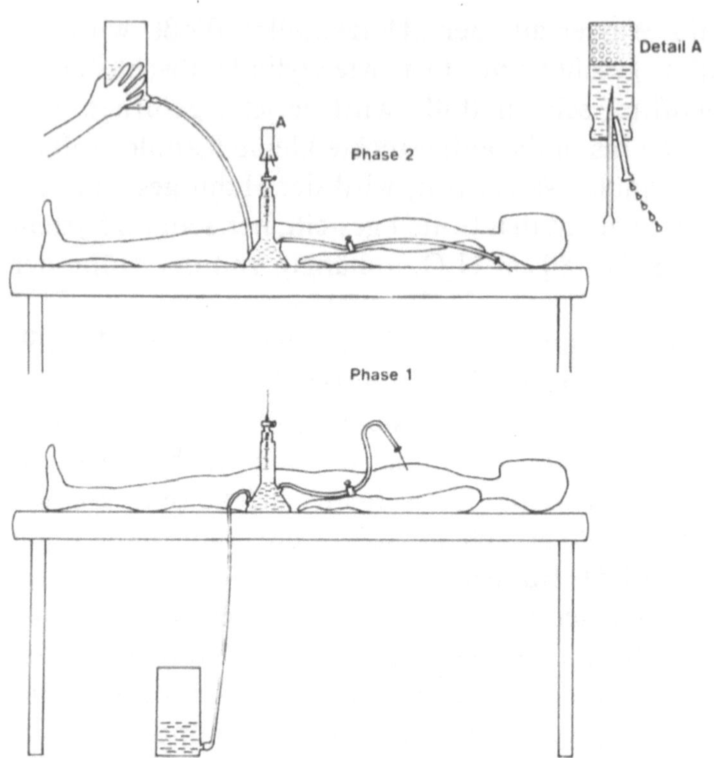

Abb. 6. Bedienung des Aspirometers. *Phase 1:* Aspiration von Luft aus den Herzhöhlen; *Phase 2:* Asservierung der Luft/des Gases ohne Kontamination mit der Außenluft

3.1.4 Gasanalytik

Bisheriger Kenntnisstand

Die Trennung von Wasserstoff, Sauerstoff, Stickstoff, Methan und Kohlendioxid wurde von Kyryacos u. Boord (1957) erstmals durchgeführt:

An einer 5 m-Säule (4,6 mm Durchmesser) mit Linde-Molekularsieb 5 Å werden H_2, O_2, N_2, CH_4 und CO_2 bei 100 °C Säulentemperatur voneinander getrennt. Die Säulen mit Molekularsieben (0,25–0,50 mm Korngröße) werden vor der

Inbetriebnahme durch Erhitzen auf 350 °C im Vakuum aktiviert und unter Durchfluß von Helium erkalten gelassen. Als Trägergas wird Helium bei einer Durchflußgeschwindigkeit von 25 ml/min durch die Säule gegeben. Die Analyse ist in 24 min beendet. Mittels reiner Substanzen erhaltener Eichkurven werden aus den Bandenflächen die quantitativen Gehalte der Einzelkomponenten bestimmt. Bei Verwendung einer Wärmeleitfähigkeitsmeßkammer werden je etwa 1–5 ml Probengas durch die ... Einlaßvorrichtung gegeben. Die gute Auftrennung von Sauerstoff und Stickstoff ist besonders bemerkenswert. Denn mit Silicagelsäulen lassen sich Sauerstoff und Stickstoff lediglich bei tiefen Temperaturen auftrennen ...

Lysyj u. Newton (1963), die sich mit „lebenden Systemen in eingeschlossenen Kapseln" beschäftigten und daher eine exakt quantitative Bestimmung der Konzentrationen atmosphärischer Gase brauchten, beklagten, daß keine der beiden stationären Phasen, weder das Molekularsieb in der in ihrem Fall benötigten Größenordnung Å noch das Adsorbens Silicagel alle beteiligten Gase Sauerstoff, Stickstoff und Kohlendioxid hinreichend trennt. Um nun alle beteiligten Komponenten in einem Chromatogramm darzustellen, werden von ihnen, wie auch von Cieplinski et al. (1962), Bennett (1967), Pierucci et al. (1967) sowie von Pierucci u. Gherson (1968), 2 Säulen, die erste im Silicagel, die zweite mit Molekularsieb 5 Å, hintereinandergeschaltet. Dazu werden verschieden lange Säulen gewählt und komplizierte Heizprogramme entwickelt. Als Detektor wird i. allg. ein Wärmeleitfähigkeitsdetektor verwendet; lediglich Heidt u. Ehalt (1972) benützen, allerdings zum Nachweis von Wasserstoff in der Größenordnung von 0,003 ppm, einen „radiofrequency discharge flow detector".

Eigene Analytik

Die Gasproben stehen für die Gasanalytik in Head-space-Ampullen zur Verfügung. Die Analysen werden gaschromatographisch durch Direkteinspritzung mittels gasdichter Spritzen durchgeführt.

Geräteparameter:

Hewlett-Packard-Gaschromatograph   HP 5750   (2-Säulen-Gerät) mit Hitzdrahtdetektor (WLD).
Säule A: 1,5 m Glas, 3 mm; Molekularsieb 5 Å.
Säule B: 1 m Glas, 3 mm; Kieselgel-GC (80–100 mesh).
Trägergas: 60 ml/min Helium.
Ofentemperatur: 110 °C; Integrator HP 3370 B.

Säule A (Molekularsieb 5 Å) trennt sehr gut Wasserstoff, Sauerstoff, Stickstoff und Methan, während Kohlendioxid auf der Säule verbleibt. Durch gelegentliches Konditionieren bei 250–300 °C muß das Kohlendioxid entfernt werden, um konstante Analysebedingungen für die anderen Gase zu erreichen.

Umgekehrt werden auf Säule B (Kieselgel) Wasserstoff, Sauerstoff, Stickstoff und Methan praktisch nicht getrennt, jedoch läßt sich Kohlendioxid hier sehr gut bestimmen. Für die Gasanalyse erfolgen also 2 getrennte Probenaufgaben auf die 2 verschiedenen Säulen.

Die Eichung für Sauerstoff und Stickstoff wird durch Analyse von Luft durchgeführt, deren Sauerstoff- und Stickstoffgehalt bekannt und wohl auch heute noch weitgehend konstant ist. Die Eichung der übrigen Gase erfolgt durch Analyse der einzelnen Reingase, deren Reinheit über Sauerstoff- und Stickstoffanalyse kontrolliert und korrigiert wird.

Zur Analyse werden 50 µl des Gasgemisches injiziert. Dabei läßt sich 1% der Gase im Analysegemisch noch gut bestimmen. Nur für Wasserstoff ist die Empfindlichkeit wesentlich schlechter, da der Unterschied zwischen den Wärmeleitfähigkeiten von Wasserstoff und denjenigen des Trägergases Helium wesentlich geringer ist als bei den übrigen Gasen. Diese Differenz der Wärmeleitfähigkeit ist mit ausschlaggebend für die Empfindlichkeit der Bestimmung.

Da sich Wasserstoffkonzentrationen unter 10% nicht mehr genügend genau bestimmen lassen, werden Werte unter 10% nur als „Spur" angegeben. Eine gewisse Empfindlichkeitssteigerung läßt sich durch Erhöhung des injizierten Probenvolumens erreichen. Dies führt jedoch zu größeren Schwankungen der Ergebnisse v. a. auch der übrigen Gase. Eine weitere Verbesserung der Wasserstoffbestimmungen ist bei Verwendung von Stickstoff als Trägergas zu erwarten, doch würde dies zu einem ganz erheblichen Mehraufwand der Methode führen.

Weitere, bei der Fäulnis mögliche Zersetzungsprodukte wie Ammoniak oder Schwefelwasserstoff werden mit der angewandten Methode nicht erfaßt. Doch können diese Verbindungen mengenmäßig keine große Rolle spielen, da die Summe der analysierten Gase nicht wesentlich unter 100% liegt.

3.2 Röntgenologischer Nachweis

Nach dem Ergebnis erster Untersuchungen von Haselhorst (1924) vor dem Röntgenschirm blieb die intravenös insufflierte Luft besonders an den Teilungsstellen der Pulmonalarterien hängen. Frey (1929) beschreibt sodann im Hundeversuch nach intravenöser Gabe von 10–20 ml Luft scharf umgrenzte Aufhellungen im rechten Herzen, die nach 1–2 s erkennbar werden und nach ca. 1 min auf dem Röntgenschirm wieder verschwinden. Wurden dagegen große Luftmengen von 50–100 ml „schnell in die Vene eingeblasen", so wurde „der Schatten des rechten Herzens mehr oder weniger von einer großen Aufhellung verdrängt, die sich ebenfalls verkleinerte, aber nie aus dem Herzen verschwand".

Nachdem Meixner (1940) auf die Möglichkeit des röntgenologischen Nachweises der Luftembolie hingewiesen hatte, wurde dieser von Im Obersteg (1949) in die gerichtsmedizinische Praxis eingeführt, indem er bei einer im 3. Monat schwangeren Frau, die bei einem Abtreibungsversuch den Tod gefunden hatte, 36 h post mortem in sitzender Position der Leiche eine „große Luftblase im oberen Teil des Herzens deutlich sichtbar machen konnte". Weitere Mitteilungen stammen von Taylor (1952), Roer u. Teichert (1957), Flanagan et al. (1969) und Szabó (1971).

Pollak et al. (1978) empfehlen erstens, „auch Röntgenbilder, die kurz vor dem Tod aus Anlaß der terminalen Verschlechterung angefertigt wurden, zur Diagnostik" heranzuziehen. „Zweitens sollte das prae- und postmortal hergestellte Thoraxröntgen mit früheren Aufnahmen verglichen werden, um Größenänderungen und Kontrastunterschiede des Herzschattens anhand des Vorbefundes beurteilen zu können." Aufgrund der größten Routineerfahrung teilt G. Schmidt (1985) mit, daß der Röntgennachweis in 85% aller Luftembolien gelinge, daß auf diese Weise in 5% aller Heidelberger gerichtlichen Leichenöffnungen, überwiegend nach Schädel-, Hals- oder Lungenverletzungen, eine Luftembolie als hauptsächliche oder mitwirkende Todesursache gelte und daß sich reine Luft von Fäulnisgas röntgenologisch unterscheiden lasse.

3.3 Morphologischer Nachweis

Es fällt auf, daß die Pathologie zu einer Zeit, als sie im klassischen Sinn noch die Lehre von den Krankheiten war, in den Handbuchartikeln (Beneke 1913; Ceelen 1933) auf keine morphologischen Organbefunde, bedingt durch die Luftembolie, aufmerksam macht. Eine Ausnahme bildet Spielmeyer (1913) mit den am Gehirn nachgewiesenen Veränderungen, doch ist diese Mitteilung erst verhältnismäßig spät Allgemeingut geworden. Lediglich Beneke (1913) weist auf die „feinschaumige, auch im gehärteten Zustand nachweisbare Beschaffenheit des Blutes" im rechten Herzen wie in der A. pulmonalis hin, soweit diese Schaumbildung intravital erfolgt sei. In ähnlicher Weise äußert sich Ceelen (1933), stellt aber die koagulierende Wirkung der Luft auf das Blut in Frage, weil dies die meisten Untersucher nicht bestätigt hätten. Auf das Flüssigbleiben des Blutes hatte im übrigen Sprögel bereits 1753 hingewiesen (vgl. S. 5).

Erst ab den 30er Jahren mehren sich die Hinweise auf morphologische, insbesondere histologische Strukturveränderungen, die im Folgenden, gesondert nach venöser und arterieller Luftembolie, referiert werden.

3.3.1 Morphologische Veränderungen bei venöser Luftembolie

Schon 1925 schreibt Walcher: „Besonderer Wert wird von manchen Autoren auf die feinschaumige Beschaffenheit des Blutes im Herzen gelegt als Zeichen intravitaler Vermischung der Luft mit dem wirbelnden Blute. Wie lange diese feinschaumige Beschaffenheit in der Leiche anhält, ist eine andere Frage." 1933 beschreibt er sodann im Rahmen einer Kasuistik den Einschluß von Luftblasen in einem Cruorgerinnsel und folgert, diese Blasen müßten bereits vorhanden gewesen sein, als das Gerinnsel sich bildete.

Mit besonderem Nachdruck hat sich Adebahr den Besonderheiten des Blutes bei der Luftembolie gewidmet (Adebahr 1952/53, 1953, 1954, 1960; Adebahr u. Kupfer 1967; Adebahr u. Staak 1969; Adebahr et al. 1984). Grundsätzlich vertritt er die Ansicht, daß die Luftembolie – wie jede Embolie – als Vorgang eine vitale Reaktion „und das funktionelle Geschehen aber auch morphologisch als vitale Reaktion zu erfassen" sei. Er postuliert auch bei kurzer Überlebenszeit und damit noch kurz andauerndem Herzschlag eine Entmischung und Schaumbildung des Blutes, eine Leukozyten- und Thrombozytenreaktion sowie kleine Gerinnungszentren. Das Zeitintervall zwischen Einsetzen der Embolie und Reaktion von Leuko- und Thrombozyten sei deshalb so kurz, „weil die benetzbare Oberfläche der Luftblasen im Herzblut mit einer großen Zahl von Leukozyten und Thrombozyten in Berührung" komme. Demnach sei „das hämodynamische Moment von entscheidender Bedeutung". Beschrieben werden in den Blutgerinnseln kleine Hohlräume, die von Leukozytensäumen oder -höfen oder von Thrombozytenaggregationen umgeben werden. Fäulnisgasblasen würden dagegen eine reaktionslose Umgebung aufweisen.

So bestechend Adebahrs Hypothese auch ist – und ihr Beweiswert soll hier im Einzelfall auch nicht geschmälert werden –, so ist doch der allgemeine Beweiswert zu bezweifeln, denn die Kardinalfrage lautet, ob im Falle einer jeden Luftembolie das Blut in einen schaumigen Zustand versetzt wird und/oder gerinnt. Seit Walcher (1925) ist dies bis heute eine unbeantwortete Frage. Sodann muß der Nachweis von Luft kein vitales Geschehen beweisen. Auch supravitales oder postmortales Eindringen von Luft in die Blutbahn kann, bis dato unwidersprochen, Blutschaum bilden. Da Leukozyten noch stunden- bis tagelang nach der Extrakorporierung des Blutes oder post mortem ihre Wanderungsfähigkeit bewahren, könnten Randsäume oder -höfe auch supravital oder postmortal entstehen.

Die weitere Frage gilt den morphologischen Veränderungen in der Lunge. So weist Walcher (1935) im Fall einer tödlichen Luftembolie nach Abtreibungsversuch mit Klysopomp und Seifenlösung bei einer 34jährigen Frau, 12 h post mortem obduziert, auf ein eosinophiles Lungenödem bei gleichzeitiger starker Hyperämie hin. Und er berichtet: „Stellenweise erschienen in den Arterien da und dort rundliche, optisch leere Hohlräume, vielfach an der Peripherie der Gefäße gelagert." Außerdem wiesen zahlreiche Kapillaren in den Alveolarsepten „dicht liegende optisch leere Hohlräume" auf. Walcher räumt „bei kritischer Bewertung des Befundes" ein, „daß in vielen Fällen bei allen möglichen Todesarten einzelne oder mehrere optisch leere oder annähernd leere, nicht kollabierte Kapillaren gefunden werden". So äußert dann Meixner (1939): „Ein ähnlicher Befund ist uns bisher nicht untergekommen."

In seiner subtilen Untersuchung macht andererseits Hausbrandt (1938) mit Hilfe der Elastikafärbung „starke girlandenförmige, teilweise buchtartige Erweiterung(en) der Lungenkapillaren mit optisch leeren Räumen zwischen dem aus roten Blutkörperchen und vermehrten leukozytären Zellen bestehenden Inhalt" sichtbar.

„Diese Füllung der Capillaren erreicht oft ein derartiges Ausmaß, daß die alveolären Wände mächtig verdickt und verplumpt erscheinen. Besonders auffallend finden wir an vielen Stellen im Bereich der Basis von Alveolen und Alveolarsäkken eine Unzahl von stark erweiterten, blutgefüllten Capillaren, so daß man den Eindruck hat, es hier mit einem Convolut von solchen (Capillaren) zu tun zu haben, so daß man oft den Eindruck von traubenartigen Gebilden bekommt."

Adebahr u. Staak (1969) setzten sodann den Schlußstrich unter diese Frage, indem sie feststellten, daß die Luftembolie nicht zu disseminierter intravasaler Gerinnung führe, zumal nur ein Teil der Luft in die A. pulmonalis und ihre Äste gelange. Dargestellt werden ungeachtet dessen aber Luftblasen in kleinen Schlagaderzweigen, stellenweise von Thrombozyten umgeben (Adebahr et al. 1984). Überdies teilt Adebahr (1985) mit, daß in Fällen eines plötzlich stark erhöhten Exspirationsdrucks der Übertritt von Luft in die Kapillaren und Äste der V. pulmonalis morphologisch erfaßbar und als vitale oder supravitale Reaktion zu deuten sei. Ob die von Weiler (1976) in den Ästen der Lungenschlagader nachgewiesenen Thrombozytenthromben bei einer kortisonbehandelten Thrombozytose Bedeutung für den morphologischen Nachweis der Luftembolie in der Lunge haben, muß dahingestellt bleiben.

3.3.2 Morphologische Veränderungen bei arterieller Luftembolie

Im Vordergrund stehen hier die Veränderungen im Gehirn, auf die schon Spielmeyer (1913), Neubürger (1925) und Weißenrieder (1934) aufmerksam gemacht hatten. Für die Pathogenese stehen nach dem Wesen der Luftembolie Kreislaufstörungen – nach Toenissen (1921) „allgemeine Zirkulationsstörungen im Sinne einer venösen Stauung" –, daneben aber auch „cardiale Insuffizienzerscheinungen" im Vordergrund. Köhn (1952a) stellt unter Hinweis auf Bodechtel u. Müller (1930) seinen Betrachtungen voran, daß „die massive, sofort tödliche Luftembolie des Gehirns ganz sicher histologisch überhaupt nicht nachweisbar ist, da sie zu keinen morphologischen Veränderungen geführt hat" und Luft sich nicht nachweisen lasse. Anderer Auffassung ist Rössle (1948), wenn er schreibt: „Es ist nicht richtig, wenn Bodechtel und Müller meinen, daß Luft in den Gefäßen sich am histologischen Präparat nicht nachweisen lasse", denn man könne „als Luftembolie ... gelten lassen die echten Unterbrechungen der Blutsäule in Capillaren und Präcapillaren etwa in der Art, daß der Gänsemarsch der roten

Blutkörperchen in der Capillare an einer oder mehreren Stellen kugelige oder würstchenartige Lücken aufweist".

Im Meinungsstreit über den Beweiswert von Luftblasen in den Hirngefäßen wurden, soweit der makroskopische Befund in Rede steht, bereits von Merkel u. Walcher (1945) diese Luftblasen als Kunstprodukt bei der Herausnahme des Gehirns und daher als beweisunerheblich bezeichnet. Dies wurde von Köhn (1953) bestätigt. Die von Rössle (1948) und in der Folge von Loeschcke (1950) sowie von W. Schubert (1953) vertretene Auffassung entbehrt daher der exakten Grundlage. Köhn (1953 a) weist zudem auf die „Unmöglichkeit einer exakten Unterscheidung zwischen intra vitam in den Hirngefäßen vorhandener – embolisierter – und während der Sektion eingedrungener Luft" hin. Weiterhin argumentiert er (1952 b): „Wir müssen hier auch fragen, ob es nach unseren heutigen physiologisch-chemischen Kenntnissen über den Gasstoffwechsel denn überhaupt möglich ist, daß Luft, die bis in die kleinsten Arterien, Arteriolen und Kapillaren vorgedrungen ist, intravital über 24 Stunden und länger in gasförmigem Zustand haltbar ist . . ." Für den forensischen Beweis einer zerebralen Luftembolie wird sich somit der Nachweis von intravasaler Luft nicht heranziehen lassen.

Auf erste Veränderungen im Gefäßsystem, die sich unmittelbar nach der Luftinjektion in „beträchtlichen Füllungsdefekten im Kapillarnetz und in kleineren und größeren Arterien und Venen" äußerten, hatte Harter (1947) im Tierversuch (Meerschweinchen) hingewiesen. Nach einer Überlebenszeit von 2 h 40 min wies ein Tier „eine deutliche ischämische Ganglienzellerkrankung" auf. Die Autorin schließt ihre Mitteilung mit dem Hinweis, daß eine „Übertragung der experimentellen Untersuchung auf den Menschen nur begrenzt und mit größter Vorsicht möglich" sei.

Nach Spielmeyer (1913) verlieh insbesondere Rössle (1944, 1948) den morphologischen Veränderungen nach längerer Überlebenszeit großes Gewicht. Er beschreibt 7 h nach Auftreten der Luftembolie mikroskopisch schwere Ganglienzellveränderungen, Ring- und Kugelblutungen, v. a. aber eine Luftfüllung der perivaskulären Scheiden und eine Auftreibung der Virchow-Robin-Räume. Wiederum bezieht Köhn (1952, 1953) in dieser Hinsicht einen anderen Standpunkt. Die Morphologie sei nicht in der Lage, „den pathologisch-anatomischen Beweis für das Vorliegen (einer Luftembolie im Gehirn) anzutreten", sondern müsse sich auf „Indizien beschränken"; die histologische Untersuchung könne den exakten Beweis nicht erbringen. Die von Rössle (1944) erwähnten Auftreibungen der Virchow-Robin-Räume erklärt er als Kunstprodukte, da sie auch in anderen Gehirnen immer wieder zu beobachten seien. Zusammenfassend stellt Köhn (1952) fest, daß es „keine für die Luftembolie des Gehirns spezifischen Veränderungen" gebe. Grundsätzlich schließt sich Adebahr (1954) dieser Ansicht an, weist aber auf die mikroskopische Untersuchung des Blutes im linken Herzen hin, die eine Luftembolie unter Umständen beweisen könne.

Janssen (1967) beschreibt in 3 Todesfällen nach Überlebenszeiten von 2–7 Tagen Kugelblutungen mit zentral gelegener intravasaler Fibrinabscheidung im inneren Drittel der Großhirnrinde, die er auf eine Verbrauchskoagulopathie zurückführt; er tritt allerdings den Beweis einer Luftembolie nicht an. Adebahr u. Staak (1969) vertreten sodann auch die Ansicht, daß zur Verbrauchskoagulopathie eine disseminierte intravasale Gerinnung gehöre, eine solche bei der Luftembolie aber nicht vorhanden sei.

Interessanterweise gibt es nur wenige Hinweise auf makro- und mikroskopische Befunde an den Organen des großen Kreislaufs. Rössle (1944) stellt fest, die Luftembolien des Herzens seien „verwickelter als diejenigen anderer Organe", da die Luft sowohl von arterieller als auch von venöser Seite eindringen könne. Gelegentlich seien in freiliegenden Koronararterien und -venen Luftblasen erkennbar. Er hebt dann hervor, daß ihm über mikroskopische Veränderungen „für die menschliche Pathologie bisher nichts bekannt" sei und beschreibt den Fall eines 41jährigen Mannes mit einem metastasierenden Magenkarzinom, welcher aus Gründen der Euthanasie ca. 300 ml Luft in die linke V. cubitalis injiziert erhielt und kurz darauf starb. „Die Kranzschlagadern zeigten

Luftbläschen, der Herzmuskel war fleckig." Das *ovale Loch* wird von Rössle nicht beschrieben. Mikroskopisch waren „eine Anzahl von Capillaren und kleinen Venen weit und blutleer; um die Capillaren (fanden sich) oft leere Räume (und) hierdurch Bilder wie von Zerspaltungen von Muskelfasergruppen, (ferner) ganz vereinzelt auch Bläschen oder Vakuolen in der Wand von Präcapillaren". 1948 beschreibt Rössle 2 weitere Fälle: 1) bei einer ca. 24 h überlebten arteriellen Luftembolie infolge mißglückter Nachfüllung eines Pneumothorax einen „fleckigen Herzmuskel wie bei herdförmiger Ischämie" und 2) bei einer nur wenige Minuten überlebten arteriellen Luftembolie nach Pleurapunktion mikroskopisch „herdförmige massenhafte capillare Luftembolien, sonst ausgesprochene Blutleere" subendokardial, während die „epicardialen Arterienästchen im allgemeinen gut mit Blut gefüllt waren".

Schließlich weist Adebahr (1952/53) auf den Fall einer knapp 24jährigen Frau mit offenem Foramen ovale hin, welche 3 Tage nach einem Abtreibungsversuch, infolge einer gekreuzten Luftembolie von Anfang an tief bewußtlos, an einer Bronchopneumonie starb. Makroskopisch fand er im gleichmäßig braunroten Herzmuskel „scharf begrenzte lehmfarbene Herde" und mikroskopisch einen scholligen Faserzerfall mit starken interstitiellen Leukozyteninfiltraten. Das Alter dieser Veränderungen schätzte er auf 30–40 h. Auch Zehldenrust (1955) beschreibt bei 2 tödlichen Luftembolien mit offenem Foramen ovale herdförmige Nekrosen im Herzmuskel.

Bezüglich der Organbefunde bei der arteriellen Luftembolie stehen die Hinweise auf Gehirn und Herz im Vordergrund, Nieren und Leber finden dagegen kaum Erwähnung. 1938 berichtet Hausbrandt über von Bläschen durchsetzte glomeruläre Gefäßschlingen einschließlich wie gequollen wirkender Kapillarzellen, die er nach Erörterung einer Schwangerschaftsnephrose doch der Luftembolie zuordnet. Ferner beschreibt Rössle (1944) in dem Euthanasiefall „weitere geblähte leere Capillarschlingen" der Glomerula „bei sonstiger guter Blutfüllung des Gefäßbaumes" und Adebahr (1952/53) im Fall der gekreuzten Luftembolie makroskopisch unauffällige Nieren, mikroskopisch sodann außer den Zeichen der Autolyse eine ungleichmäßige Füllung der Kapillaren in der Rinde und in einzelnen glomerulären Gefäßschlingen „kleine rundliche Hohlräume", ferner nekrotische Veränderungen in den Kapillarwänden. Schließlich nennt Rössle (1944) in seinem Euthanasiefall Luftblasen „in ungeheuerlichen Mengen" in den Leberkapillaren, während die von Adebahr (1952/53) im Falle der gekreuzten Luftembolie beschriebenen Befunde – stellenweise Leberzellen mit geringer Dissoziation, stark erweiterte, mit Blut gefüllte Kapillaren und stellenweise in den Venen „nur rötliche Flüssigkeit" oder Leukozytenaggregate – an eine Schockleber erinnern.

4 Eigene Untersuchungen

Bis zum Jahre 1971 wurde im Tübinger Institut für Gerichtliche Medizin die „klassische" Prüfung auf Luftembolie nach Richter (vgl. 3.1.2) nur dann durchgeführt, wenn der Verdacht auf Abtreibung bestand oder wenn Halsschnittverletzungen den Weg wiesen. Der von Pfeiffer (1977) beschriebene Fall einer 21jährigen Frau aus dem Jahre 1971 war sodann der Anlaß, die Prüfung auf Luftembolie routinemäßig in die Sektionstechnik aufzunehmen. Die junge Frau war 5 Monate nach der 2. Schnittentbindung, gekoppelt mit einer Tubenresektion, an einer Gasembolie gestorben. Ursache dieser Gasembolie waren sporentragende Gasödembildner in einem Empyem, welches in der Wand des kleinen Beckens lokalisiert war und eine kleine Vene arrodiert hatte.

Das Ergebnis unserer Untersuchungen zeigt Tabelle 1. In der Berichtszeit vom 1.1. 1971 bis zum 31.12. 1984 wurde die Prüfung auf Luftembolie unter 4519 gerichtlichen Leichenöffnungen insgesamt 2547mal, also in 56% der Fälle, durchgeführt. Die letzten Jahrgänge weisen aber eine Prüfung in gut zwei Drittel der Fälle aus. Der Rest ist nach unseren Erfahrungen für diese Prüfung ungeeignet. Entweder lagen Verletzungen des Herzens durch Schüsse, Stiche oder Rupturen durch stumpfe Gewalteinwirkungen vor oder es handelte sich um zerstückelte, skelettierte oder mumifizierte Leichen, ferner um Brandtorsi. Es ist also auch für die Zukunft damit zu rechnen, daß man im Obduktionsgut der Gerichtlichen Medizin etwa in einem Drittel der Fälle die Prüfung auf Luftembolie nicht wird durchführen können, auch wenn aus theoretischer Sicht eine Luftembolie alleinige oder konkurrierende Todesursache gewesen sein kann.

Tabelle 1. Synopse der Prüfungen auf Luftembolie im Institut
für Gerichtliche Medizin der Universität Tübingen (Berichtszeit: 1.1. 1971 bis 31.12. 1984)

Jahrgang	Anzahl der Prüfungen auf Luftembolie			
	Leichenöffnungen	n	[%]	Rel.-%
1971	224	9	0,4	4,0
1972	275	72	2,8	26,2
1973	293	177	6,9	60,4
1974	304	198	7,8	65,1
1975	331	184	7,2	55,6
1976	317	153	6,0	48,3
1977	327	158	6,2	48,3
1978	381	245	9,6	64,3
1979	331	191	7,5	57,7
1980	349	197	7,7	56,4
1981	347	235	9,2	67,7
1982	376	257	10,1	68,4
1983	367	267	10,5	72,8
1984	297	204	8,0	68,6
Gesamt	4519	2547	99,9	56,4

In der Berichtszeit fiel die Prüfung auf Luft- oder Gasembolie
317mal positiv aus. Dies entspricht 7% aller gerichtlichen Leichenöffnungen und 12% aller geprüften Fälle. Pfeiffer (1977) hatte in
seiner Untersuchung, die die 5 Jahrgänge 1971–1975 umfaßt, unter
1427 gerichtlichen Leichenöffnungen, und davon 640 auf Luftembolie geprüften Fällen, 99 positive Gasbefunde ermittelt; dies sind
6,9% aller gerichtlichen Leichenöffnungen und 15,5% aller geprüften Fälle. 67 dieser Fälle – untersucht nach der Technik von Richter – hatten bei eingehender Durchmusterung der Sektionsproto-
kolle keine Hinweise auf Fäulniserscheinungen geboten. Es hatte
sich 34mal um eine venöse, 15mal um eine arterielle, 15mal um
eine nicht exakt zuzuordnende und 1mal um eine gekreuzte
Embolie gehandelt; hinzu kamen 2 Caissonfälle. Es hätte sich, da
keinerlei Fäulniserscheinungen zu beobachten waren (ausgenom-

men die beiden Caissonfälle), um reine Luftembolien handeln sollen. Indes fehlte der letzte Beweis durch die Gasanalyse.

Erst seit Einführung der von W. K. Schmidt (1979) im Tübinger Institut für Gerichtliche Medizin entwickelten Meßmethode mit eingeschlossener Gasanalytik stellte sich klar heraus, daß sich unter 83 positiven Fällen nur 21, d. h. 25%, als echte Luftembolien erwiesen (Pedal et al. 1987). Die Verhältniszahl (vgl. Tabelle 2) ist gering. Dennoch kann man den Schluß ziehen, daß etwa 2% der gerichtlich zu sezierenden Leichen Luft im Herzen enthalten. Wird also nicht routinemäßig auf Luft im Herzen geprüft, so entgeht dem Obduzenten der zuweilen wesentliche Befund, der für sich allein oder konkurrierend die Todesursache darstellt.

Tabelle 2. Synopse der gasanalytisch nachgewiesenen Luftembolien aus den Jahren 1979–1984

Jahrgang	Auf Luftembolie geprüfte Fälle	Positive Gasbefunde	Positive Luftbefunde		
			n	[%]	Rel.-%
1979	191	5	2	9,5	40,0
1980	197	8	0	0,0	0,0
1981	235	13	3	14,3	23,1
1982	257	16	5	23,8	31,3
1983	267	23	6	28,6	26,1
1984	204	18	5	23,8	27,8
Gesamt	1351	83	21	100,0	25,3

Unter den 21 positiven Fällen wurde Luft 15mal im rechten Herzen (1,1% aller Leichenöffnungen), 2mal im linken Herzen (0,1%) und 4mal (0,3%) sowohl im rechten als auch im linken Herzen nachgewiesen. Als Eintrittspforten kamen bei Luft im rechten Herzen 10mal Schädelvenen, 5mal die V. jugularis, darunter 3mal nach Venenpunktion, und 3mal die V. subclavia, ebenfalls nach Venenpunktionen, in Betracht. Aus der Gesamtzahl ergibt sich, daß in 3 Fällen mehr als eine Eintrittspforte zu diskutieren waren.

Luft im linken Herzen fand sich je 1mal nach einer Tracheotomie und nach einem Lungenriß. Als Eintrittspforten bei Nachweis von Luft in beiden Herzkammern kamen 3mal Schädelvenen und 1mal die V. subclavia nach Einführen eines Katheters in Betracht. Unter den 21 positiven Befunden galten 13mal die Schädelvenen als Eingangspforte. Dies sind 62%; eine Häufigkeit, die zwischen den Angaben von Meixner (1939) mit 37,5% und von Roer u. Teichert (1957) mit 84% liegt.

Bei sicherer Luftembolie fanden wir in der rechten Kammer Volumina zwischen 10 und 100 ml (10mal zwischen 10 und 30 ml sowie 5mal zwischen 40 und 100 ml), im linken Herzen zwischen 30 und 120 ml, in beiden Kammern 10/10, 30/20, 45/45 und 70/10 ml, so daß in knapp der Hälfte der Fälle (dies sind 0,7% der gerichtlichen Leichenöffnungen) die Luftembolie als alleinige oder als konkurrierende Todesursache zu werten ist.

5 Zusammenfassung

Der Nachweis einer allein oder konkurrierend todesursächlichen Luftembolie, sei sie venöser, arterieller oder paradoxer Genese, wird für forensische Zwecke physikalisch durch Messen des Quantums sowie physikochemisch durch die qualitative Analyse und die quantitative Messung der Gaskomponenten geführt, da das Volumen, insbesondere bei der venösen Embolie, von maßgeblicher Bedeutung ist. Der Nachweis setzt eine störunanfällige Meßtechnik voraus. Er ist verifizierbar durch die Koppelung der althergebrachten Richter-Technik mit der Aspirometrie nach Roer u. Dockhorn (1951), Pierucci et al. (1967) und W. K. Schmidt (1979) sowie der Gaschromatographie nach Pierucci u. Gherson (1968), Pedal et al. (1987).

In Übereinstimmung mit Pierucci (1982) ist aus gerichtsmedizinischer Sicht festzustellen, daß der todesursächlichen Luftembolie weder in der klinischen noch in der pathologisch-anatomischen Diagnostik genügend Beachtung geschenkt wird, zumal das Interesse an der Leichenöffnung in der Alten wie in der Neuen Welt einen Rückgang erfahren hat und die Forensische Pathologie „die letzte Hochburg der Autopsie" geblieben ist (Anderson et al. 1979; Wright u. Tate 1980). So hatte schon 1961 Maresch gefordert, daß die Prüfung auf Luftembolie bei allen Todesfällen im Anschluß an ärztliche Eingriffe unabdingbar sei.

Aufgrund unserer langjährigen Erfahrungen läßt sich aber die Prüfung auf Luftembolie nicht bei jeder gerichtlichen Leichenöffnung durchführen, wohl aber in gut zwei Drittel der Fälle. Die Prüfung fällt einschließlich der Fäulnis, auch wenn diese weder mit dem Auge noch mit der Nase erkennbar ist, in 7% aller gerichtlichen Leichenöffnungen positiv aus, nach einwandfreiem Luftnachweis aber nur in etwa 2% der Fälle. Leichen mit Zeichen der Fäulnis können im Herzen reine Luft, Leichen ohne Zeichen der Fäulnis dagegen Fäulnisgase enthalten. Vorwiegend handelt es sich um venöse (71,5%), selten um arterielle (9,5%) und etwas häufiger um gekreuzte (19%) Embolien.

In 62% der Fälle bildeten die Gefäße der Hirnhäute die Eingangspforte, so daß in Zukunft gerade hierauf zu achten sein wird. In 33% der Fälle waren die Embolien Folge ärztlicher Eingriffe, nämlich Punktion und Katheterisierung der Vv. jugulares und subclaviae. Arterielle Luftembolien nach chirurgischen Eingriffen am Herzen haben wir nie beobachtet. Von den 21 positiven Embolien wiesen 9 Fälle Luftmengen auf, die geeignet sind, für sich allein oder konkurrierend den Tod zu erklären; dies sind 0,7% der gerichtlichen Leichenöffnungen ab 1979.

Neun der 21 positiven Embolien wiesen Luftmengen $\geq 40\,\mathrm{ml}$ auf; diese können für sich allein oder konkurrierend den Tod erklären. In Übereinstimmung mit Pierucci (1982) ist abschließend zu unterstreichen, daß nach unserem gegenwärtigen Wissen um die Luftembolie „die Morphologie nicht das einzige Kriterium sein darf, welches bei der Leichenöffnung gilt". Insbesondere die gerichtliche Leichenöffnung muß alle durch Physik, Physikochemie und Chemie vorgegebenen Erkenntnismöglichkeiten ausschöpfen, um die wesentlichen Befunde zur Beurteilung des Todesgeschehens erheben zu können (Anderson et al. 1979; Tedeschi 1980).

Literatur

Adebahr G (1952/53) Luftembolie im großen Kreislauf (Herz und Gehirn). Zentralbl allg Pathol 89: 216–222

Adebahr G (1953) Studien zum anatomischen Nachweis der Luftembolie unter besonderer Berücksichtigung der morphologischen Verhältnisse des Herzblutes. Virchows Arch Pathol Anat Physiol 323: 155–173

Adebahr G (1954) Beobachtungen und experimentelle Untersuchungen zum anatomischen Nachweis der Luftembolie. Zentralbl allg Pathol 92: 53–58

Adebahr G (1960) Anatomischer Nachweis der Luftembolie im Herzblut. Zentralbl allg Pathol 101: 347–351

Adebahr G (1971) Zur Frage der Therapie bei Dekompressionskrankheiten und bei Luftembolie. Z Rechtsmed 68: 225–238

Adebahr G (1985) Beitrag zur pulmogenen Luftembolie. Vortrag auf der 64. Jahrestagung der Deutschen Gesellschaft für Rechtsmedizin in Hamburg am 9. 9. 1985

Adebahr G, Kupfer A (1967) Morphologischer Nachweis der Luftembolie im Herzblut. Abwandlung des Befundes in der Barbituratvergiftung beim Kaninchen. Dtsch Z Gerichtl Med 61: 1–12

Adebahr G, Staak M (1969) Morphologischer Beitrag zur Frage der Verbrauchskoagulopathie bei Luftembolie. Virchows Arch Pathol Anat Physiol 346: 224–238

Adebahr G, Weiler G, Riße M (1984) Die Bedeutung der mikroskopischen Untersuchung der mittleren und kleinen Äste der Arteria pulmonalis für die Diagnose der Luftembolie. Z Rechtsmed 92: 127–135

Allen CM van, Hrdina LS, Clark J (1929) Air embolism from the pulmonary vein. A clinical and experimental study. Arch Surg 19: 567–599

Amussat JZ (1938) Quelques mots de réponse à la lettre de M. Velpeau sur l'introduction de l'air dans les veines. Gaz Med (Paris) 6: 156–158

Amussat JZ (1839) Recherches sur l'introduction accidentelle de l'air dans les veines, particulièrement sur cette question: L'air en s'introduisant spontanément par veine blessée pendant une opération chirurgicale, peut-il cause subitement la mort? Bailliére, Paris

Anderson RE, Weston JT, Craighead JE, Lacy PE, Wissler RW, Hill RB (1979) The autopsy: past, present, and future. JAMA 242: 1056–1059

Baust G (1971) Die Hämodynamik während des extrakorporalen Kreislaufs. Abhandlungen moderner Medizin, Bd 2. Barth, Leipzig

Bell C (1842) Praktische Versuche. Lauppsche Buchhandlung, Tübingen, S 9–22

Beneke R (1913) Die Embolie. In: Krehl L, Machand F (Hrsg) Handbuch der allgemeinen Pathologie, Bd 2/2. Hirzel, Leipzig, S 300–371

Bennet D (1967) Analysis of gas mixtures by gas chromatography. J Chromatogr 26: 482–484

Berg SP (1951) Der Todesmechanismus bei den Embolien des kleinen Kreislaufs und seine Bedeutung für die forensische Begutachtung. Dtsch Z Gerichtl Med 40: 669–679

Berg SP (1976) Grundriß der Rechtsmedizin, 11. Aufl. Müller & Steinicke, München

Bichat FX (1808) Recherches physiologiques sur la vie et la mort, 5ᵉ éd. Jeune, Paris, pp 270–280

Bodechtel G, Müller G (1930) Die geweblichen Veränderungen bei experimenteller Gehirnembolie. Z Gesamte Neurol 124: 764–793

Brauer LD (1912) Über arterielle Luftembolie. Dtsch Z Nervenheilkd 45: 276–287

Camerarius RJ (1686) Observatio LIII: Tensio cordis lipothymia causa. Miscellaneae seu Ephemerides medico physicae academiae naturae curiosorum, dec II a. 5. Wolfgang Mauritius Endter, Nürnberg, S 95–103

Camps FE (1968) Gradwohls legal medicine, 2nd edn. Whright, Bristol

Ceelen W (1933) Die Kreislaufstörungen der Lunge. In: Henke F, Lubarsch O (Hrsg) Handbuch der pathologischen Anatomie, Bd III/3. Springer, Berlin, S 119–125

Cieplinksi EW, Averill W, Ettre LS (1962) Simplified analysis of light gas mixtures with gas chromatography. J Chromatogr 8: 550–554

Delaporte (1836) Exstirpation d'une tumeur sitée au cou. Bull Acad R Med 1: 132

Dietz G (1963) Gerichtliche Medizin. Barth, Leipzig

Doench HO (1933) Luftembolie bei Verletzung des Sinus longitudinalis. Zentralbl Chir 9: 486–487

Doerr W, Quadbeck G (1969) Allgemeine Pathologie, 1. Aufl. Springer, Berlin Heidelberg New York

Dudits A (1933) Über die Luftembolie. Z Gesamte Exp Med 87: 220–230

Dupuytren G de (1824) Mémoire sur deux cas de tumeurs fibreuses exstirpées. Arch Gen Med 5: 430–438

Dürwald W (1981) Gerichtliche Medizin. Barth, Leipzig

Dyrenfurth F (1924) Zur Technik der Feststellung des Todes an Luftembolie. Dtsch Z Gerichtl Med 3: 145–146

Dyrenfurth F (1926) Ein chemischer Nachweis der Luftembolie am Leichenherzen. Dtsch Z Gerichtl Med 8: 727–730

Dyrenfurth F (1927) Über neue Instrumente zur Messung und Bestimmung von

Leichengasen, ihre Anwendung und Anwendungsergebnisse am Tier. Dtsch Z Gerichtl Med 9: 459–463

Eder M, Gedigk P (1974) Lehrbuch der allgemeinen Pathologie und der pathologischen Anatomie, 29. Aufl. Springer, Berlin Heidelberg New York

Eisen G (1973) Handwörterbuch der Rechtsmedizin, Bd I. Enke, Stuttgart

Erben J, Nadvornik F (1963) The quantitative demonstration of air embolism. J Forensic Med 10: 45–50

Ernsting J (1966) Some effects of raised intrapulmonary pressure in man. Mackay, London

Ewald J, Kobert R (1883) Ist die Lunge luftdicht? Pflügers Arch Physiol 31: 60–186

Flanagan JP, Gradisar IA, Gross RJ, Kelly TR (1969) Air embolus – a lethal complication of subclavian venipuncture. N Engl J Med 281: 488–489

Forget CP (1832) Mémoire sur l'accidents causés par la présence de l'air dans les voies circulatoires. Trans Med, pp 75–93

Forster B, Ropohl D (1976, ³1982) Rechtsmedizin. Enke, Stuttgart

Frei J (1933) Luftembolie bei Extrauteringravidität. Zentralbl Gynäkol 37: 2201–2203

Frey S (1929) Luftembolie. Ergeb Chir 22: 95–161

Gibbon JH Jr (1937) Artificial maintenance of circulation during experimental occlusion of pulmonary artery. Arch Surg 34: 1105–1131

Girbal A (1853) Note sur l'introduction de l'air dans les veines. Gaz Med (Paris) 8: 45–46

Girgis ZN (1981) Die Luftembolie in der Herz- und Gefäßchirurgie. Med Dissertation, Universität Tübingen

Gormson H (1961) On air embolism. Acta Pathol Microbiol Scand [Suppl 144] 51: 97–98

Greene JS (1864) On the presence of air in the veins as a cause of death. Am J Med Sci 97: 38–65; falsch zit in Schmidts Jahrbüchern 130: 100–101 (1866)

Gross R, Schölmerich P (1973) Lehrbuch der inneren Medizin, 3. Aufl. Schattauer, Stuttgart

Gschnitzer F (1976) Extrakorporale Zirkulation. In: Derra E, Birks W (Hrsg) Herzchirurgie. Springer, Berlin Heidelberg New York (Handbuch der Thoraxchirurgie, Ergänzungswerk, S 63–130)

Gundermann W (1921) Über das Mühlengeräusch des Herzens, seine physikalische und örtliche Entstehung, und zugleich ein Beitrag zur Pathophysiologie der Luftembolie. Mitt Grenzgeb Med Chir 88: 78–91

Hallermann W (1965) Zwischenfälle und Kunstfehler im Krankenhaus. Internist (Berlin) 6: 301–309

Handyside PD (1838) Account of a remakable case of suicide, with observations on the fatal issue of the rapid introduction of air in large quantity into the circulation during surgical operations. Edinburgh Med Surg J 49: 209–221

Hansen G (1965) Gerichtliche Medizin, 2. Aufl. Edition, Leipzig

Hanser R (1921) Thrombose und Embolie - Luft- (bzw. Gas-) Embolie. Ergeb Allg Pathol Pathol Anat 19: 299–317

Harder JJ (1687) Apiarium observationibus medicis centum ac physicis experimentes plurimis refertum. Basel, S 114

Harter L (1947) Über Zirkulationsstörungen des Zentralnervensystems bei experimenteller Fett- und Luftembolie. Virchows Arch Pathol Anat Physiol 314: 213–225

Haselhorst G (1924) Experimentelle Untersuchungen über venöse Luftembolie. Arch Gynäkol 122: 632–662

Haselhorst G, Schaltenbrand G (1933) Vergiftung mit Schmierseife bei Abtreibungsversuchen und im Tierexperiment. Z Geburtshilfe Gynäkol 105: 398–436

Hausbrandt F (1938) Beitrag zur Frage der kombinierten Luftembolie des kleinen und großen Kreislaufs nach Abtreibungsversuchen. Dtsch Z Gerichtl Med 30: 19–22

Heide A de (1684) Centuria observationum medicarum. Observ 90. Janssonius-Walsbergius, Amsterdam

Heidt E, Ehalt DH (1972) Gaschromatographic measurement of hydrogen, methane, and neon in air. J Chromatogr 69: 103–113

Hellner H, Nissen R, Vossschulte K (1970) Lehrbuch der Chirurgie, 6. Aufl. Thieme, Stuttgart

Hendry WT (1964) An unusual case of air embolism. Med Sci Law 4: 179–181

Herxheimer G (1914) Luftembolie. In: Schmaus H, Herxheimer G (Hrsg) Grundriß der pathologischen Anatomie. Bergmann, München, S 44–46

Hohmeyer J (1976) Geschlossene Gesellschaft. Der Spiegel 8: 144–147

Holzer FJ (1973) Abtreibung mit Fahrradpumpe an der Geliebten und eigenartiger Selbstmord eines Blinden. Wien Beitr Gerichtl Med 30: 187–196

Hoppe-Seyler F (1858) Handbuch der physiologisch- und pathologisch-chemischen Analyse für Ärzte und Studierende. Hirschwald, Berlin

Hübschmann P (1926) Fremde Blutbeimengungen. In: Henke F, Lubarsch O (Hrsg) Handbuch der speziellen Pathologie, Bd 1. Springer, Berlin, S 111–177

Ilyin G (1914) Die Luftembolie in der Geburtshilfe. Arch Gynäkol 101: 273–296

Im Obersteg J (1949) Die Luftembolie bei kriminellem Abort. Dtsch Z Gerichtl Med 39: 646–687

Janssen W (1967) Zur Pathogenese und forensischen Bewertung von Hirnblutungen nach cerebraler Luftembolie. Dtsch Z Gerichtl Med 61: 62–80

Jeck HS (1933) Fatal embolism due to distention of bladder with air. J Urol 29: 597–600

Jobba G (1970) Lungenveränderungen bei maschineller Überdruckbeatmung asphyktischer Neugeborener. Z Rechtsmed 67: 364–371

Jockisch G (1930) Luftfüllung der Blase und tödliche Embolie. Zentralbl Chir 57: 1795

Justus J (1969) Tödliche Luftembolie drei Stunden post partum bei hochgradiger hypofibrinogenämischer Uterusblutung. Zentralbl Gynäkol 91: 987–989

Kessler J, Patterson RH (1970) The production of microemboli by various blood oxygenators. Ann Thorac Surg 9: 221–228

Kleinschmidt O (1912) Experimentelle und klinische Untersuchungen über Luftembolie. Verh Dtsch Ges Chir 41: 32

Klinner WG, Borst F, Sebeming F et al. (1968) Chirurgie am offenen Herzen. 10jährige Erfahrung mit dem extrakorporalen Kreislauf. Boehringer, Mannheim, Hollmann, Darmstadt (Forum Cardiologicum 11)

Köhn K (1952a) Die pathologische Anatomie der arteriellen Luftembolie des Gehirns. Bruns Beitr Klin Chir 185: 490–505

Köhn K (1952b) Kritische Bemerkungen zur histologischen Diagnostik der arteriellen Luftembolie des Gehirns. Frankf Z Pathol 63: 360–374

Köhn K (1953a) Grundsätzliche Fehlerquellen des makroskopischen und histologischen Nachweises der Luftembolie des Herzens und des Gehirns. Verh Dtsch Ges Pathol 36: 247–258

Köhn K (1953b) Zum Nachweis der arteriellen Luftembolie des Gehirns. Dtsch Z Gerichtl Med 42: 301–307

Kyryacos G, Boord CE (1957) Separation of hydrogen, oxigen, nitrogen, methan and carbon monoxide by gas adsorption chromatography. Anal Chem 29: 787–788

Lawrence GH, McKay HA, Sherensky RT (1972) Effective measures in the prevention of intraoperative aeroembolus. J Thorac Cardiovasc Surg 62: 731–735

Leroy d'Etoille J (1823) Note sur les effets de l'introduction de l'air dans les veines. Arch Gen Med 3: 410–415

Lesky E (1961) Aus der Geschichte der Luftembolie. Dtsch Med Wochenschr 86: 448–451

Loeschcke H (1950) Über cerebrale Luftembolien und ihren Nachweis bei der Sektion. Z Inn Med 5: 631–633

Lyski J, Newton PR (1963) Determination of oxygen, nitrogen and carbon dioxide in air samples. J Chromatogr 11: 173–176

Magendie F (1821) Sur l'entrée accidentelle de l'air dans les veines, sur la mort subite, qui en est l'effet; sur les moyens de prévenir cet accident et d'y remedier. J Physiol Exp 2: 190–199

Malgaigne JF (1836) Sur une complication peu connue de quelque grandes opérations. Gaz Med (Paris) 4: 166–171

Mallach HJ (1986) Gerichtsmedizinische Aspekte im Fach Urologie. In: Bichler K-H (Hrsg) Begutachtung und Arztrecht in der Urologie. Springer, Berlin Heidelberg New York Tokio, S 199–208

Männche KH (1968) Zur Geschichte, Physiopathologie und Klinik der Dekompressionskrankheit. Monatsschr Unfallheilkd 71: 509–525

Mansfeld OP, Dudits A (1934) Tödliche Luftembolie nach Tubendurchblasung. Zentralbl Gynäkol 36: 2117–2120

Marco JD, Barner HB (1977) Aortic venting. Comparison of vent effectiveness. J Thorac Cardiovasc Surg 73: 287-292

Maresch W (1961) Ungewöhnliche Ursachen der Luftembolie. Wien Beitr Gerichtl Med 21: 40-47

Maresch W (1983) Angewandte Gerichtsmedizin. Urban & Schwarzenberg, Wien München Baltimore

Martius G (1971) Lehrbuch der Geburtshilfe, 7. Aufl. Thieme, Stuttgart New York

Mathé CP (1929a) L'embolie gazeuse au cours d'une intervention chirurgical sur la vessie. J Urol 28: 163-169

Mathé CP (1929b) Fatal embolus due to inflation of bladder with air. Surg Gynecol Obstet 48: 429-436

Meixner K (1939) Beiträge zum Gegenstand Luftembolie. Fäulnisgas im Blut. Rückläufiges Eindringen von Luft in die Schlagadern. Eine einfache Vorrichtung zur Entnahme von Gas aus dem Herzen. Wien Klin Wochenschr 21: 499-503

Meixner K (1940) Luftembolie. In: Neureiter F von, Pietruskup F, Schütt E (Hrsg) Handwörterbuch der Gerichtlichen Medizin und naturwissenschaftlichen Kriminalistik. Springer, Berlin, S 462-466

Mercier LA (1837) Observations sur l'introduction de l'air dans les veines et sur la mantiére dont il produit la mort. Gaz Med (Paris) 5: 481-487

Merkel H (1934) Über die Bedeutung der sogenannten paradoxen oder gekreuzten Embolie in der Gerichtlichen Medizin. Dtsch Z Gerichtl Med 23: 338-351

Merkel H, Walcher K (1945) Gerichtsärztliche Diagnostik und Technik, 2. Aufl. Hirzel, Leipzig

Moslehner CD (1960) Über Gefahren beim Tauchen mit Preßluft-Schwimmtauchgeräten. Wehrmed Mitt 1960: 159-162

Moszyński K (1970) W sprawie rozpoznawania i leczenia zatoru powietrznego. Neurol Neurochir Pol 4: 483-485

Mueller B (1975) Gerichtliche Medizin, 2. Aufl. Springer, Berlin Heidelberg New York

Mussey (1839) Hinwegnehmen des Armes, des Schulterblattes und des Schlüsselbeins durch mehrere aufeinanderfolgende Operationen. Eindringen von Luft in die Venen. Schmidts Jahrbücher 23: 333

Najafi H, Javid H, Goldin MD, Gerry C (1975) Aortic valve replacement without left heart decompression. Ann Thorac Surg 21: 131-133

Naujoks H (1923) Tod an Gasembolie im Anschluß an Abort. Zentralbl Gynäkol 47: 240-242

Nemec K (1935) Selbstversuche über Luftemboliegefahr bei intravenösen Injektionen. Klin Wochenschr 14: 55-56

Neubürger K (1925) Über zerebrale Fett- und Luftembolie. Z Ges Neurol Psychiatr 95: 278

Nicks R (1969) Air embolism in cardiac surgery. Aust NZ J Surg 38: 328-332

Nysten PH (1811) Des effets produits sur l'économie animale par la présence de gaz dans le system sanguerin. Recherches de physiologie et de chimie pathologiques. Paris

Panum PL (1862) Experimentelle Beiträge zur Lehre der Embolie. Arch Pathol Anat Physiol Klin Med 25: 308–338, 433–530

Panum PL (1864) Experimentelle Untersuchungen zur Physiologie und Pathologie der Embolie, Transfusion und Blutmenge. Reimer, Berlin

Passet J (1886) Über Lufteintritt in die Venen. MMW 13: 232–234

Patscheider H, Hartmann H (1981) Leitfaden der Gerichtsmedizin. Huber, Bern Stuttgart Wien

Pedal I, Moosmayer A, Oehmichen M (1987) Luftembolie oder Fäulnis? Gasanalytische Befunde und ihre Interpretation. Z Rechtsmed (im Druck)

Pfeiffer A (1982) Historische Betrachtungen zur Luftembolie. Med Dissertation, Universität Tübingen

Pfeiffer KH (1977) Über Ursachen und Auswirkungen der Luftembolie aus gerichtsmedizinischer Sicht. Med Dissertation, Universität Tübingen

Piedaguel H (1829) Recherches anatomiques et physiologiques sur l'emphysème du poumon. J Physiol Exp Pathol 1: 60–96

Pierucci G (1982) La diagnosi medicolegele di embolia gassosa. Arch Med Leg Assoc [Suppl] 4: 1–29

Pierucci G, Gherson G (1968) Studio sperimentali sull'embolia gassosa con particolare riguardo alla differenziazone fra gas embolia e gas puttrefattivo. Zacchia 4: 347–373

Pierucci G, Gherson G, Montagna M (1967) L'obbietivazione dell'embolia gassosa nel cadavere. Arch Soc Lomb Med Leg 3: 1–10

Pioch W (1960) Mordversuch und Mord durch Einspritzung von Luft, Benzin und Insulin. Dtsch Z Gerichtl Med 49: 665

Poiseuille JLMP (1837) Lettre sur les causes de la mort parsuite de l'introduction de l'air dans les veines. Gaz Med Paris 42: 671–672

Pollak S, Dellert P, Vycudilik W (1978) Kriminalistische Aspekte iatrogener Luftembolien. Z Rechtsmed 82: 211–223

Pollard HS, Fleischaker RJ, Timmes JJ, Karlson KE (1961) Blood-brain barrier studies in extracorporal cooling and warming. J Thorac Cardiovasc Surg 42: 772–781

Polson CJ, Gee DJ (1973) The essentials of forensic medicine, 3rd edn. Pergamon, Oxford

Ponsold A (1967) Lehrbuch der Gerichtlichen Medizin, 3. Aufl. Thieme, Stuttgart New York

Prokop O, Göhler W (1976) Forensische Medizin, 3. Aufl. Fischer, Stuttgart New York

Puchowski B (1937) Zur Casuistik der Luftembolie. Dtsch Z Gerichtl Med 27: 251–252

Putegnat E (1834) Thèse, Paris (Nr. 156)

Puydebat (1833) Ablation d'une tumeur; entrée de l'air dans les veines; accidents consécutifs; mort. J Hebd Med 2: 165–173

Redi F (1778) Opera 6: 32–34. Stasi, Napoli

Rein H, Schneider M (1971) Einführung in die Physiologie des Menschen, 16. Aufl. Springer, Berlin Heidelberg New York

Richter M (1905) Gerichtsärztliche Diagnostik und Technik. Hirzel, Leipzig

Richter M (1914) Die Untersuchung bei plötzlichen Todesfällen. In: Lochte T (Hrsg) Gerichtsärztliche Untersuchungen und polizeiärztliche Technik. Bergmann, Wiesbaden, S 138–139

Roer H, Dockhorn W (1951) Der quantitative Nachweis der Luftembolie des Herzens bei der Sektion. Zentralbl Allg Pathol Pathol Anat 87: 331–334

Roer H, Teichert G (1957) Über den röntgenologischen Nachweis von Luftembolien bei tödlichen Schädelbasisbrüchen. Monatsschr Unfallheilkd 60: 257–265

Rössle R (1944) Über die Luftembolie der Capillaren des großen und kleinen Kreislaufs. Virchows Arch Pathol Anat Physiol 313: 1–27

Rössle R (1947) Ursachen und Folgen der arteriellen Luftembolie des großen Kreislaufs. Virchows Arch Pathol Anat Physiol 314: 511–533

Rössle R (1948) Über die ersten Veränderungen des menschlichen Gehirns nach arterieller Luftembolie. Virchows Arch Pathol Anat Physiol 315: 461–480

Roux PJ (1838) Discussion académique sur l'introduction de l'air dans les veines. Gaz Med (Paris) 6: 90–92

Schmidt G (1985) Röntgenologischer Nachweis der Luftembolie. Vortrag auf der 64. Jahrestagung der Deutschen Gesellschaft für Rechtsmedizin in Hamburg am 9.9. 1985

Schmidt O (1929) Luftembolie durch stumpfe Gewalt und deren Nachweis. Med Klin 24: 935–937

Schmidt O (1930) Luftbefunde im Kreislauf bei stumpfer Gewalt gegen den Brustkorb. Dtsch Z Gerichtl Med 15: 174–180

Schmidt WK (1979) Die Luftembolie bei gerichtlichen Obduktionen. Statistische Betrachtungen, qualitativer und quantitativer Nachweis. Med Dissertation, Universität Tübingen

Schollmeyer W, Vogt A (1966) Selbstmord durch Einblasung von Luft in die Armvene. Dtsch Z Gerichtl Med 58: 238–239

Schubert G, Grüner A (1939) Die Entstehung freier Gase in Blut und Geweben bei rascher Dekompression. Klin Wochenschr 18: 988–990

Schubert W (1953) Luftembolie bei Erhängten. Dtsch Z Gerichtl Med 42: 289–293

Schwerd W (1979) Kurzgefaßtes Lehrbuch der Rechtsmedizin, 3. Aufl. Deutscher Ärzteverlag, Köln

Shapiro HA (1965) The diagnosis of death from delayed air embolism. J Forensic Med 12: 3–7

Siegenthaler W (1973) Klinische Pathophysiologie, 2. Aufl. Thieme, Stuttgart New York

Simmonds E, McGuire C, Lichti E, Helvey W, Almond C (1972) A comparison of the microparticles produced when two disposable-bag oxygenators and a disc oxygenator are used for cardiopulmonary bypass. J Thorac Cardiovasc Surg 63: 613–621

Simpson K (1974) Forensic medicin, 7th edn. Arnold, London

Sorgo W (1939) Die Luftembolie als Komplikation des künstlichen Pneumothorax. Wien Med Wochenschr 89: 115–117

Spielmeyer W (1913) Über die anatomischen Folgen der Luftembolie im Gehirn. Zentralbl Inn Med 34: 575

Sprögel JAT (1753) Experimentia circa varia venena in vivis animalibus instituta. Dissertation, Universität Göttingen

Steindl H (1924) Luftembolie auf paradoxem Weg. Wien Klin Wochenschr 37: 206–210

Steward D, Williams WG, Freedom R (1977) Hyperthermia in conjunction with hyperbaric oxygenation in the treatment of massive air embolism during cardiopulmonary bypass. Ann Thorac Surg 24: 591–593

Szabó I (1971) Der röntgenologische Nachweis der Luftembolie. Kriminal Forens Wiss 5: 167–173

Szabó M, Engárt G (1971) Selbstmordversuch durch intravenöse Luftinjektion. Z Rechtsmed 68: 38–40

Székely K (1935) Luftembolie bei Krampfaderverödung. Dtsch Z Gerichtl Med 25: 82–84

Taylor JD (1952) Post-mortem diagnosis of air embolism by radiography. Br Med J I: 890–893

Tedeschi LG (1980) Future of the autopsy: A redelineation. Am J Forensic Med Pathol 1: 103–104

Thiel R (1964) Männer gegen Tod und Teufel. Heyne, München

Toenissen O (1921) Über die Entstehung von Gehirnblutungen bei Fettembolie. MMW 67: 1280–1282

Tremonti LP, Halka J (1972) Death due to pulmonary air embolism in bronchial asthma: Case report. Milit Med 137: 194–195

Ulrich (1834) Plötzlicher Tod durch Eindringen von Luft in die Drosselader. Med Z Verein Heilkd Preußen 28: 132–133

Velpeau A (1836) Introduction de l'air dans les veines. Bull Acad R Med (Paris) 1: 894–897

Velpau A (1838) Lettre sur l'introduction de l'air dans les veines de l'homme. Gaz Med Paris 8: 113–121

Verdris JM (1704) De inflatione ureterum et processuum peritonei p. n. Dissertation, Universität Gießen

Volaric B (1968) Einige Bemerkungen über Fahrlässigkeiten des medizinischen Personals. Aktuel Fragen Gerichtl Med 3: 31–33

Walcher K (1925) Über die gerichtlich-medizinische Beurteilung der Luftembolie im kleinen und großen Kreislauf mit besonderer Berücksichtigung der cerebralen Luftembolie. Dtsch Z Gerichtl Med 5: 561–573

Walcher K (1933) Über intravitale Einschließung von Luftblasen in Gerinnsel. Dtsch Z Gerichtl Med 21: 147–151

Walcher K (1935) Beobachtungen bei Fettembolie im großen und bei Luftembolie im kleinen Kreislauf. Dtsch Z Gerichtl Med 25: 31–40

Walsh FB, Goldberg HK (1940) Blindness due to air embolism. A complication of extrapleural pneumolysis. JAMA 114: 654–655

Weiler G (1976) Zur venösen Gasembolie bei diagnostischen und therapeutischen Eingriffen unter besonderer Berücksichtigung des Pneumoperitoneums. Wien Beitr Gerichtl Med 34: 9–14

Weißenrieder M (1934) Histologische Veränderungen bei cerebraler Luft- und Fettembolie. Med Dissertation, Universität München

Wepfer JJ (1685) Über Eintritt von Luft ins Venensystem.

Werkgartner A (1938) Ein einfaches Gerät zur Messung von Luftmengen beim Nachweis der Lufteinschwemmung an der Leiche. Wien Klin Wochenschr 20: 1017

Wever E (1914) Cerebrale Luftembolie. Beitr Klin Tuberk 31: 159–230

Weyrauch HM Jr (1940) Death from air embolism following perirenal insufflation. JAMA 114: 652–653

Wolf LP (1903) Experimentelle Studien über Luftembolie. Virchows Arch Pathol Anat Physiol 174: 454–475

Wright RK, Tate LG (1980) Forensic pathology. Last stronghold of the autopsy. Am J Forensic Med Pathol 1: 57–60

Wuermeling HB (1960) Tödliche Luftembolie bei einer Schwangeren durch vaginale Lufteinblasung mit dem Munde. Dtsch Z Gerichtl Med 49: 696–699

Zehldenrust J (1955) Morphologische Veränderungen als Folge von Luftembolie. Nederl Tijschr Geneeskd 2874–2882; referiert in Dtsch Z Gerichtl Med 45: 429

Sachverzeichnis